上海市浦东新区卫生系统重点亚专科项目资助 (PWZy2020-03)

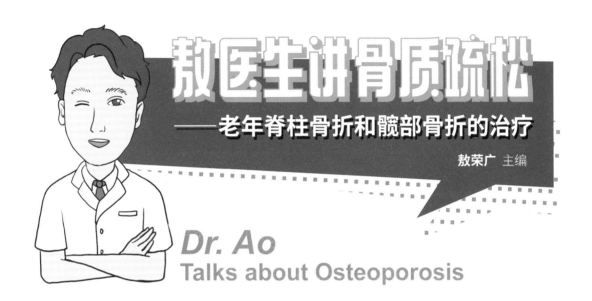

敖医生讲骨质疏松
——老年脊柱骨折和髋部骨折的治疗

敖荣广 主编

Dr. Ao
Talks about Osteoporosis

同济大学出版社·上海

图书在版编目（CIP）数据

敖医生讲骨质疏松：老年脊柱骨折和髋部骨折的治疗 / 敖荣广主编 . -- 上海：同济大学出版社，2023.3

ISBN 978-7-5765-0413-2

Ⅰ . ①敖… Ⅱ . ①敖… Ⅲ . ①老年人－骨质疏松－骨折－诊疗 Ⅳ . ① R683

中国版本图书馆 CIP 数据核字 (2022) 第 188160 号

敖医生讲骨质疏松——老年脊柱骨折和髋部骨折的治疗

敖荣广　主编

责任编辑　朱　勇
助理编辑　朱涧超
责任校对　徐逢乔
装帧设计　思橙设计
插画合作　医知鸟

出版发行　同济大学出版社 www.tongjipress.com
　　　　　（地址：上海市四平路 1239 号　邮编：200092　电话：021-65985622）
经　　销　全国各地新华书店
印　　刷　上海丽佳制版印刷有限公司
开　　本　889 mm × 1194 mm　　1/24
印　　张　4.5
字　　数　140 000
版　　次　2023 年 3 月第 1 版
印　　次　2023 年 3 月第 1 次印刷
书　　号　ISBN 978-7-5765-0413-2
定　　价　45.00 元

本书若有印装问题，请向本社发行部调换

本书编委会

前言
Preface

关爱老年人健康，从关心骨质疏松症开始！

骨质疏松症是一个很狡猾的毛病，它经常"静悄悄"地侵入人体，很低调，不在人体内"留下明显的痕迹"，导致将近一半的骨质疏松症患者没有症状，直到很多中老年朋友轻微外伤后出现了髋部骨折、脊柱骨折等骨质疏松性骨折，才意识到骨头变脆了，得了骨质疏松症。

骨质疏松症有几大特点：发病率高，诊断率低，治疗率更低。骨质疏松症最严重的并发症（即骨质疏松性骨折）的发生率高，且发生过一次骨松性骨折以后，再次甚至多次骨折的风险又显著增高，严重影响中老年群体的生活质量，甚至会影响老年群体的预期寿命。

"骨质疏松症可以预防吗？""骨质疏松症可以治疗吗？""骨质疏松症治疗能有效吗？"相信很多人会有这样的疑问。"人老了就会得骨质疏松""吃钙片就能治疗骨质疏松"……相信很多人对骨质疏松症也存在各种各样的误解。

笔者在上海市浦东医院工作期间，在上海市浦东新区卫健委骨质疏松性骨折重点亚专科（项目编号：PWZy2020-03）的资助下，根据临床中的真实案例，在医学漫画专业制作团队医知鸟的协助下，与编写团队一起制作了老年脊柱骨折和老年髋部骨折治疗的科普漫画，将骨质疏松症及骨质疏松性骨折的防治知识以轻松幽默的方式融入到故事中，希望能用漫画和讲故事的方式向大家分享有关骨质疏松症防治的科普知识。读者在收获快乐的同时，还能提高对骨质疏松症预防和治疗的重视程度，这是我们编写这本图书最大的愿望。

本书在编撰的过程中，得到了禹宝庆教授等业内大咖的悉心指导和帮助，在此表示衷心的感谢！参与本书编写的人员均为骨科及相关科室的医护人员，具有丰富的临床经验，为本书的出版付出了辛勤的劳动。

由于我们的经验、知识和能力有限，书中难免错误或表述不确切之处，恳请各位读者批评指正。

敖荣广

上海市东方医院（同济大学附属东方医院）

2022 年 10 月

目录
Contents

老年脊柱骨折系列

Elderly Spinal Fracture Series

老年髋部骨折系列
Elderly Hip Fracture Series

老年脊柱骨折系列

Elderly Spinal Fracture Series

文案 | 敖医生　　插画 | 盛　昕　　制作 | 医知鸟

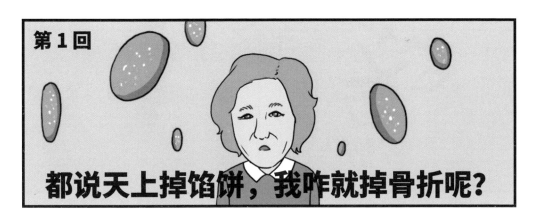

第1回

都说天上掉馅饼，我咋就掉骨折呢？

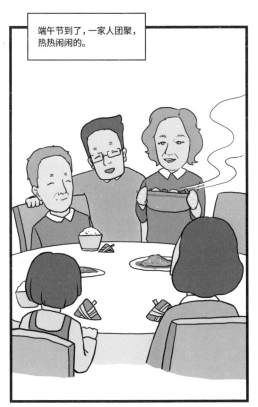

端午节到了，一家人团聚，热热闹闹的。

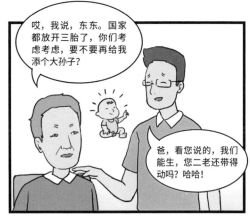

哎，我说，东东。国家都放开三胎了，你们考虑考虑，要不要再给我添个大孙子？

爸，看您说的，我们能生，您二老还带得动吗？哈哈！

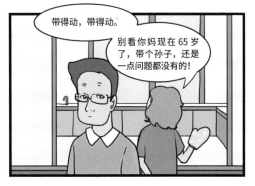

带得动，带得动。

别看你妈现在65岁了，带个孙子，还是一点问题都没有的！

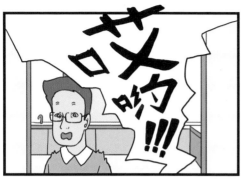

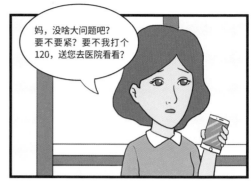

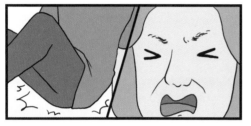

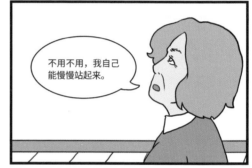

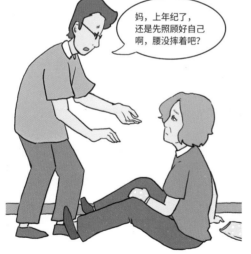

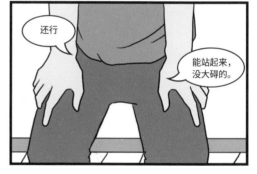

TWO HOURS LATER

（2 小时后）

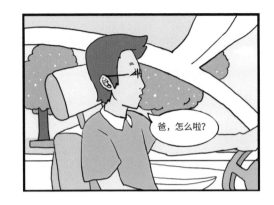

爸，怎么啦？

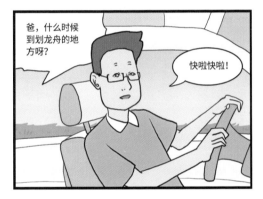

爸，什么时候到划龙舟的地方呀？

快啦快啦！

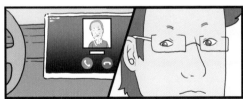

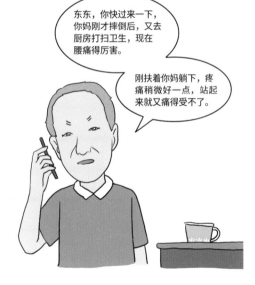

东东，你快过来一下，你妈刚才摔倒后，又去厨房打扫卫生，现在腰痛得厉害。

刚扶着你妈躺下，疼痛稍微好一点，站起来就又痛得受不了。

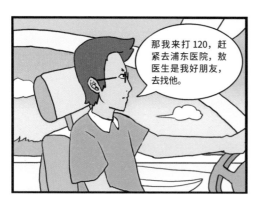

那我来打 120，赶紧去浦东医院，敖医生是我好朋友，去找他。

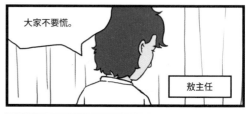

大家不要慌。

敖主任

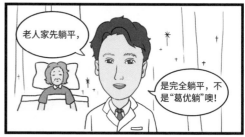

老人家先躺平，

是完全躺平，不是"葛优躺"噢！

浦东医院

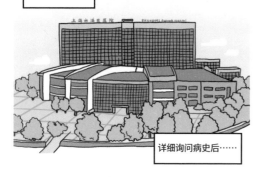

详细询问病史后……

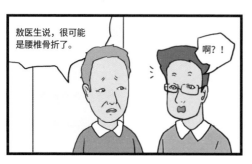

敖医生说，很可能是腰椎骨折了。

啊？！

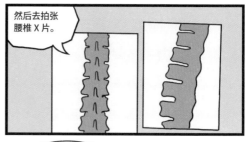

然后去拍张腰椎 X 片。

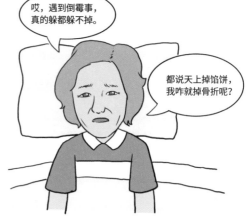

哎，遇到倒霉事，真的躲都躲不掉。

都说天上掉馅饼，我咋就掉骨折呢？

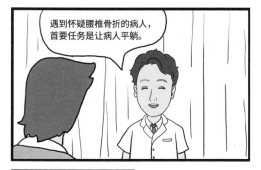

遇到怀疑腰椎骨折的病人，首要任务是让病人平躺。

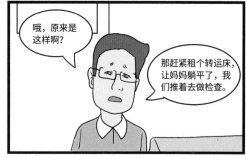

哦，原来是这样啊？

那赶紧租个转运床，让妈妈躺平了，我们推着去做检查。

腰椎骨折病人如果继续站立活动，可能会加重病情。

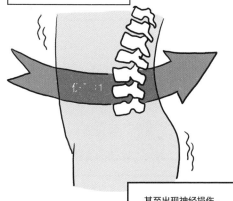

甚至出现神经损伤，那问题就大了。

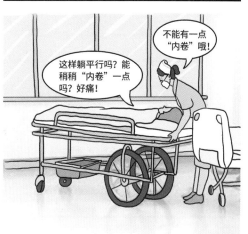

这样躺平行吗？能稍稍"内卷"一点吗？好痛！

不能有一点"内卷"哦！

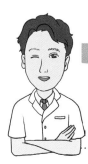

敖医生提醒

　　老年人轻微外伤（平地摔倒、从床沿跌倒、搬重物等）后出现腰背部疼痛，要警惕腰椎骨折的可能性，这时要尽快就医，并尽可能躺平，避免加重腰部损伤。

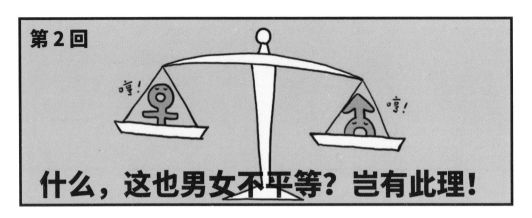

第2回

什么，这也男女不平等？岂有此理！

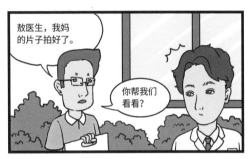

敖医生，我妈的片子拍好了。

你帮我们看看？

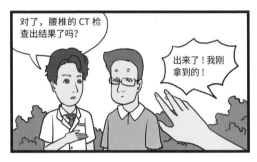

对了，腰椎的CT检查出结果了吗？

出来了！我刚拿到的！

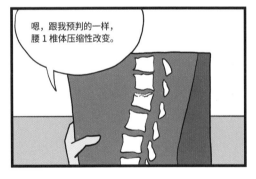

嗯，跟我预判的一样，腰1椎体压缩性改变。

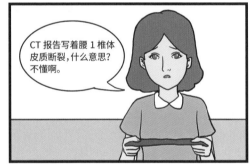

CT报告写着腰1椎体皮质断裂，什么意思？不懂啊。

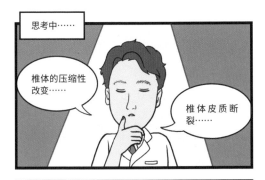

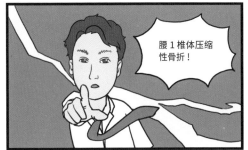

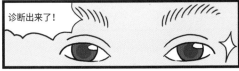

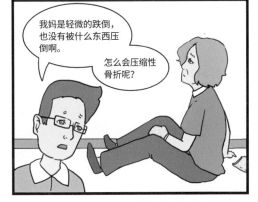

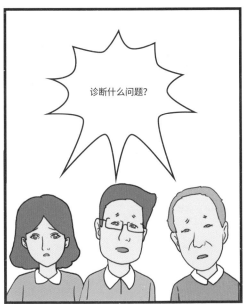

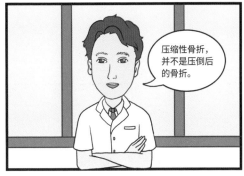

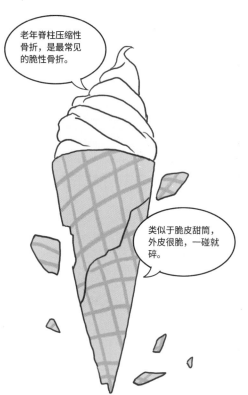

老年脊柱压缩性骨折，是最常见的脆性骨折。

类似于脆皮甜筒，外皮很脆，一碰就碎。

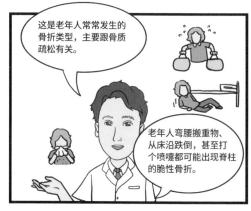

这是老年人常常发生的骨折类型，主要跟骨质疏松有关。

老年人弯腰搬重物、从床沿跌倒，甚至打个喷嚏都可能出现脊柱的脆性骨折。

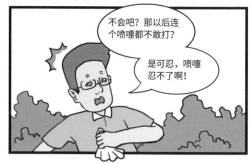

不会吧？那以后连个喷嚏都不敢打？

是可忍，喷嚏忍不了啊！

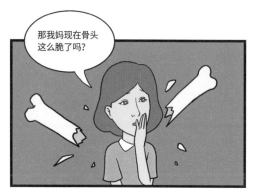

那我妈现在骨头这么脆了吗？

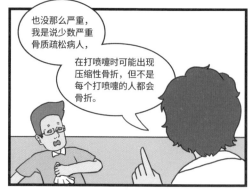

也没那么严重，我是说少数严重骨质疏松病人，

在打喷嚏时可能出现压缩性骨折，但不是每个打喷嚏的人都会骨折。

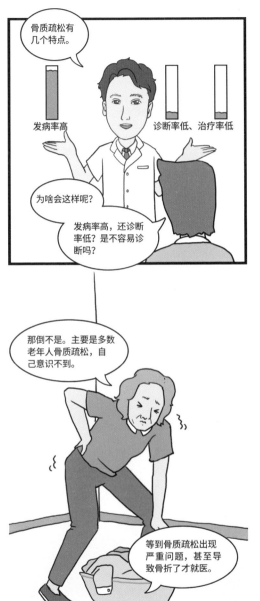
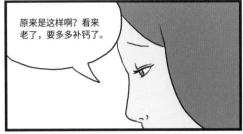
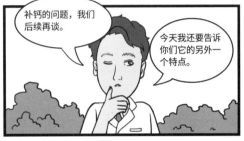
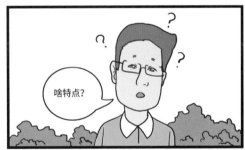

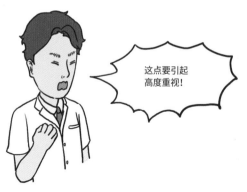

这点要引起高度重视！

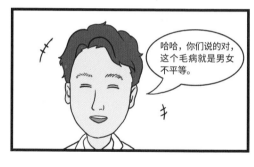

哈哈，你们说的对，这个毛病就是男女不平等。

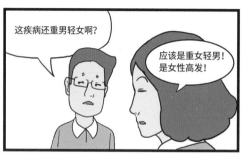

这疾病还重男轻女啊？

应该是重女轻男！是女性高发！

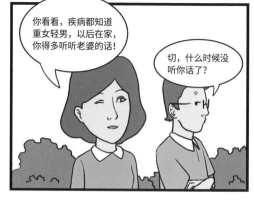

你看看，疾病都知道重女轻男，以后在家，你得多听听老婆的话！

切，什么时候没听你话了？

敖医生提醒

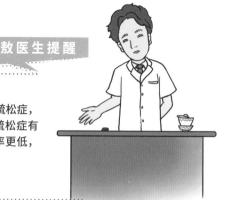

　　老年人轻微外伤后出现腰椎骨折，罪魁祸首就是骨质疏松症，骨质疏松症发生以后，骨头变脆就容易导致骨折。骨质疏松症有以下几个特点：女多男少、发病率高、诊断率低、治疗率更低，希望引起广大中老年朋友的重视。

第3回
不得了，这里驻扎着拆迁队！

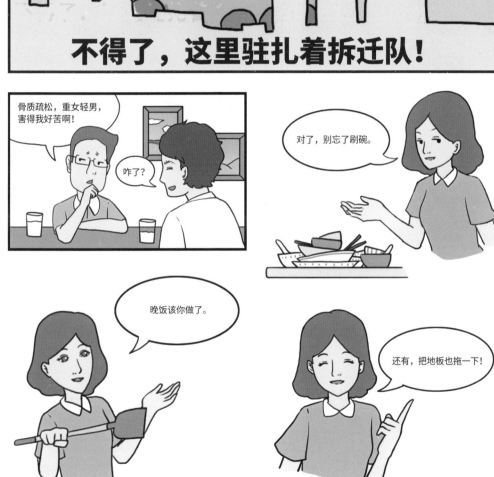

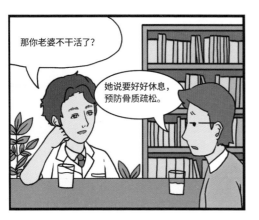

那你老婆不干活了？

她说要好好休息，预防骨质疏松。

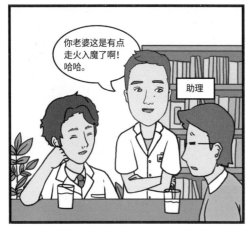

你老婆这是有点走火入魔了啊！哈哈。

助理

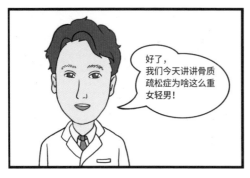

好了，我们今天讲讲骨质疏松症为啥这么重女轻男！

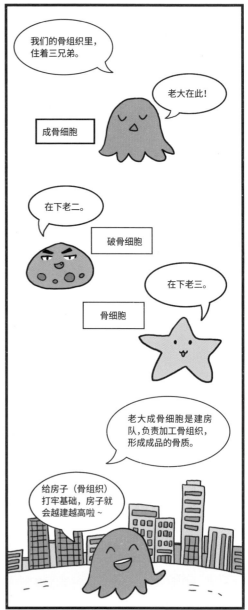

我们的骨组织里，住着三兄弟。

老大在此！

成骨细胞

在下老二。

破骨细胞

在下老三。

骨细胞

老大成骨细胞是建房队，负责加工骨组织，形成成品的骨质。

给房子（骨组织）打牢基础，房子就会越建越高啦～

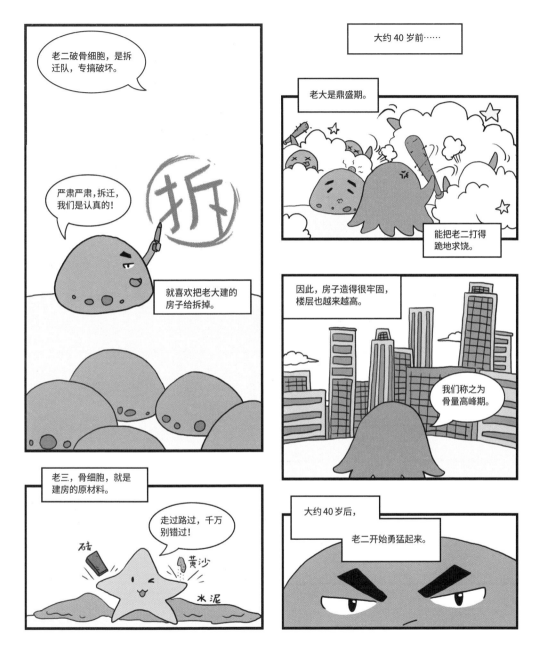

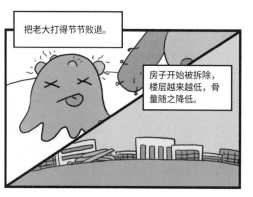

把老大打得节节败退。

房子开始被拆除，楼层越来越低，骨量随之降低。

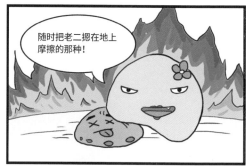

随时把老二摁在地上摩擦的那种！

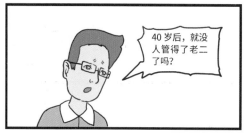

40岁后，就没人管得了老二了吗？

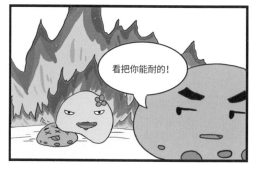

看把你能耐的！

No，no，no！

但是，女性绝经后，雌激素呈断崖式下降。

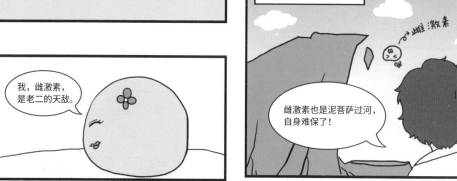

雌激素也是泥菩萨过河，自身难保了！

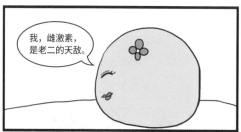

我，雌激素，是老二的天敌。

16

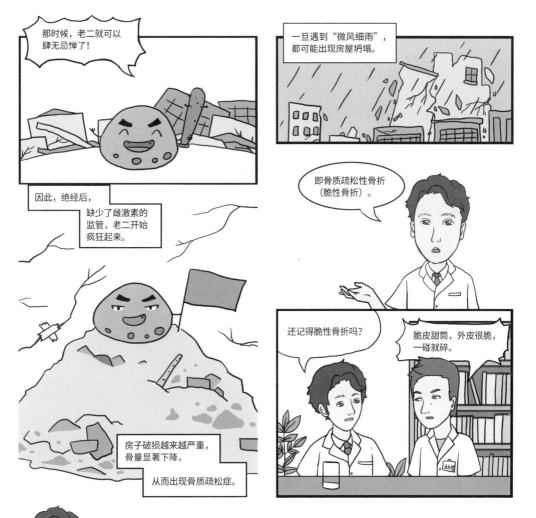

那时候，老二就可以肆无忌惮了！

一旦遇到"微风细雨"，都可能出现房屋坍塌。

因此，绝经后，

缺少了雌激素的监管，老二开始疯狂起来。

即骨质疏松性骨折（脆性骨折）。

还记得脆性骨折吗？

脆皮甜筒，外皮很脆，一碰就碎。

房子破损越来越严重，骨量显著下降，

从而出现骨质疏松症。

敖医生提醒

为什么会发生骨质疏松呢？这要从骨质疏松症的发病机制说起！破骨细胞相当于拆迁队，成骨细胞相当于施工队。40岁前，成骨细胞占上风；40岁左右，两者势均力敌；40岁以后，破骨细胞逐渐占据上风。特别是女性绝经之后，破骨细胞明显处于上风，这时女性就容易出现骨质疏松症。

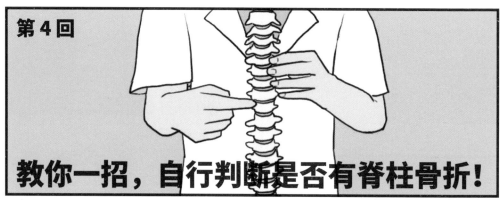

第4回

教你一招，自行判断是否有脊柱骨折！

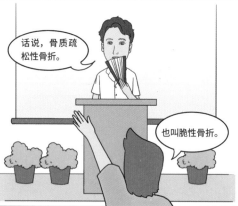

话说，骨质疏松性骨折。

也叫脆性骨折。

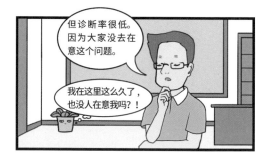

但诊断率很低。因为大家没去在意这个问题。

我在这里这么久了，也没人在意我吗？！

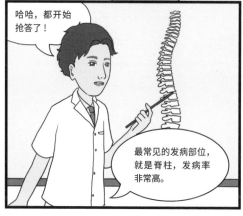

哈哈，都开始抢答了！

最常见的发病部位，就是脊柱，发病率非常高。

对。50岁以上的女性椎体骨折的发病率约为15%，80岁以上的高达36.6%。

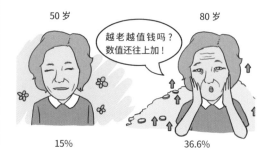

50岁

80岁

越老越值钱吗？数值还往上加！

15%

36.6%

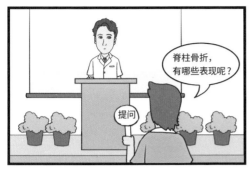

骨质疏松引起的脊柱骨折，最大的特点是躺平时疼痛会缓解。

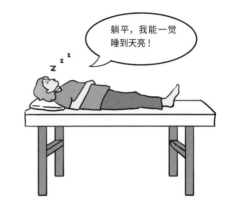

躺平，我能一觉睡到天亮！

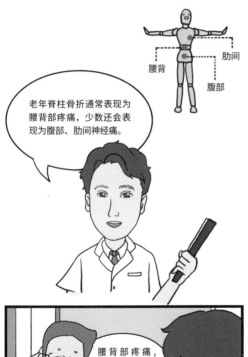

脊柱骨折，有哪些表现呢？

提问

腰背　肋间　腹部

老年脊柱骨折通常表现为腰背部疼痛，少数还会表现为腹部、肋间神经痛。

腰背部疼痛，我第一个想到的是肌肉劳损、肾结石。

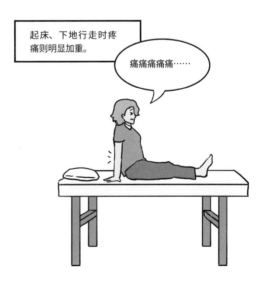

起床、下地行走时疼痛则明显加重。

痛痛痛痛痛……

19

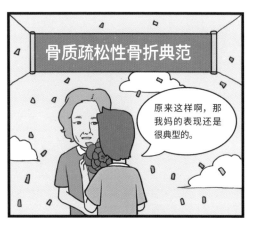

骨质疏松性骨折典范

原来这样啊，那我妈的表现还是很典型的。

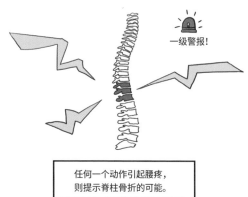

一级警报！

任何一个动作引起腰疼，则提示脊柱骨折的可能。

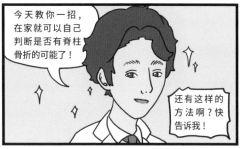

今天教你一招，在家就可以自己判断是否有脊柱骨折的可能了！

还有这样的方法啊？快告诉我！

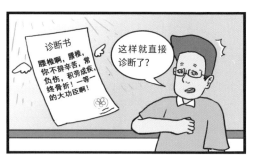

诊断书

腰椎啊，腰椎，你不辞辛苦，常负重，积劳成疾，终骨折！一等的大功臣啊！

这样就直接诊断了？

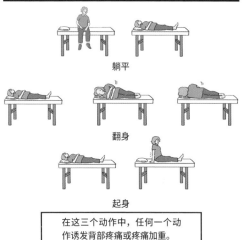

躺平

翻身

起身

在这三个动作中，任何一个动作诱发背部疼痛或疼痛加重。

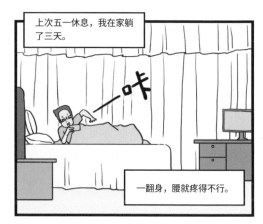

上次五一休息，我在家躺了三天。

咔

一翻身，腰就疼得不行。

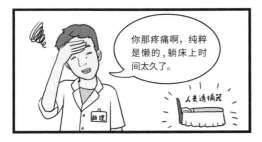

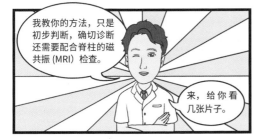

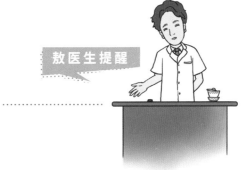

这个椎体明显压缩了，就是脊柱骨折的典型表现了。

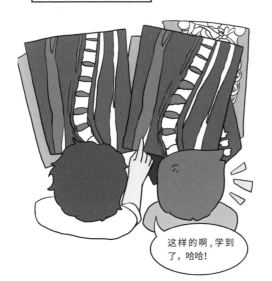

敖医生提醒

　　老年脊柱骨折十分常见，其疼痛特点为躺平时腰背部疼痛缓解，起床和下地行走时腰背部疼痛加重。如果老年人在卧床、翻身、起床这三个动作中均未引起腰背部疼痛，则意味着脊柱骨折的可能性较小；只要有一个动作引起腰背部明显疼痛，意味着老年骨质疏松性脊柱骨折的可能性较大，这时一定要来医院进行相关检查，以明确是否有脊柱骨折。

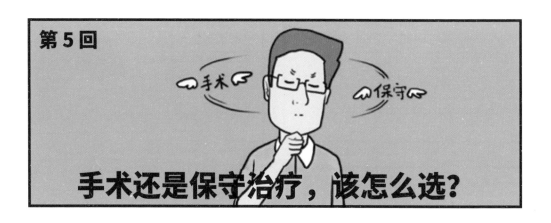

第5回

手术还是保守治疗，该怎么选？

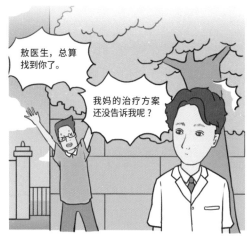

敖医生，总算找到你了。

我妈的治疗方案还没告诉我呢？

哦，前几天参加脊柱骨折的全国年会去了。

骨质疏松性骨折的治疗方案，有两种。

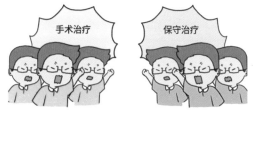

手术治疗

保守治疗

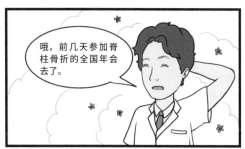

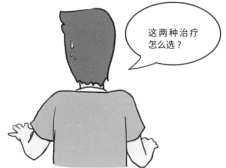

这两种治疗怎么选？

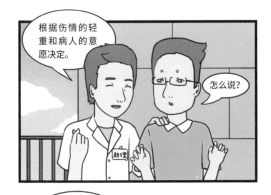

根据伤情的轻重和病人的意愿决定。

怎么说？

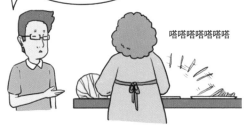

我家隔壁的张婶，也是脊柱骨折，躺床上休息了2周，感觉腰不那么痛了，就下床做饭。

嗒嗒嗒嗒嗒嗒嗒

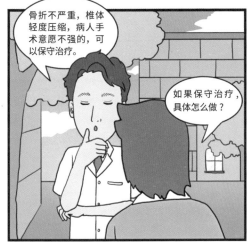

骨折不严重，椎体轻度压缩，病人手术意愿不强的，可以保守治疗。

如果保守治疗，具体怎么做？

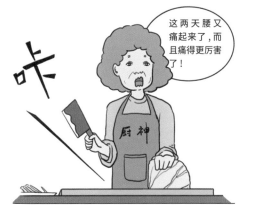

咔

这两天腰又痛起来了，而且痛得更厉害了！

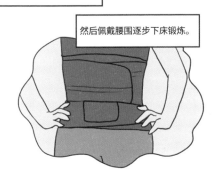

首先，需要卧床休息2~3个月。

然后佩戴腰围逐步下床锻炼。

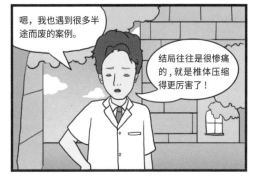

嗯，我也遇到很多半途而废的案例。

结局往往是很惨痛的，就是椎体压缩得更厉害了！

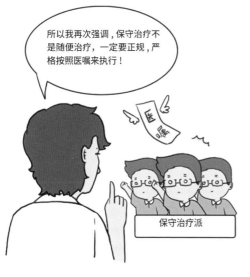

所以我再次强调，保守治疗不是随便治疗，一定要正规，严格按照医嘱来执行！

保守治疗派

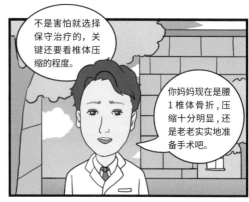

不是害怕就选择保守治疗的，关键还要看椎体压缩的程度。

你妈妈现在是腰1椎体骨折，压缩十分明显，还是老老实实地准备手术吧。

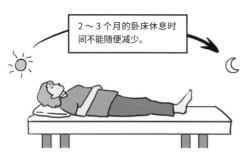

2～3个月的卧床休息时间不能随便减少。

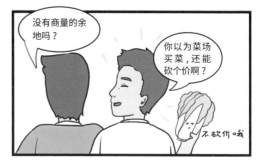

没有商量的余地吗？

你以为菜场买菜，还能砍个价啊？

不砍价哦

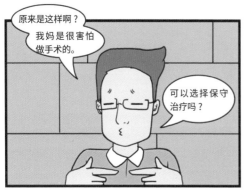

原来是这样啊？我妈是很害怕做手术的。

可以选择保守治疗吗？

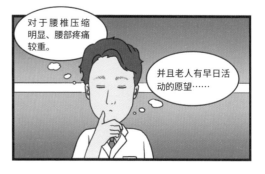

对于腰椎压缩明显、腰部疼痛较重。

并且老人有早日活动的愿望……

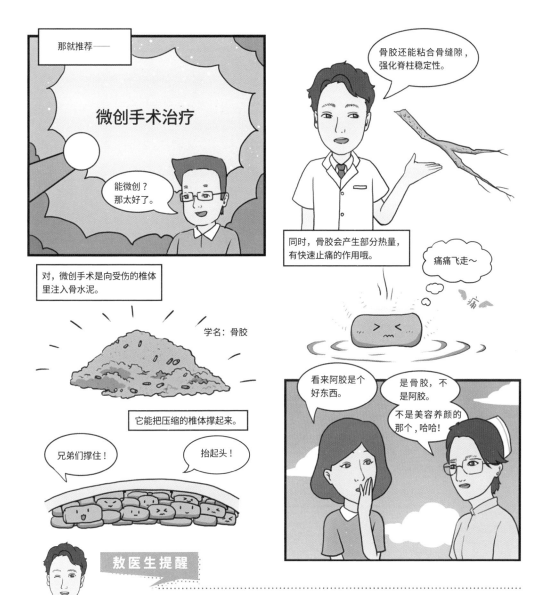

那就推荐——

微创手术治疗

能微创？
那太好了。

对，微创手术是向受伤的椎体里注入骨水泥。

学名：骨胶

它能把压缩的椎体撑起来。

兄弟们撑住！

抬起头！

骨胶还能粘合骨缝隙，强化脊柱稳定性。

同时，骨胶会产生部分热量，有快速止痛的作用哦。

痛痛飞走～

看来阿胶是个好东西。

是骨胶，不是阿胶。
不是美容养颜的那个，哈哈！

敖医生提醒

老年骨质疏松性脊柱骨折的治疗分为保守治疗和手术治疗。保守治疗适用于脊柱轻度压缩者。手术治疗主要采用微创经皮椎体成形术，该技术成熟可靠，在老年脊柱骨折责任椎体明确的前提下，可以起到较好的治疗效果。

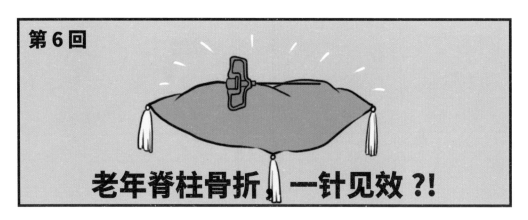

第6回
老年脊柱骨折，一针见效?!

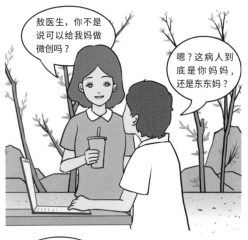

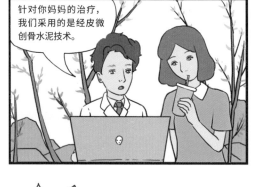

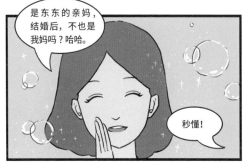

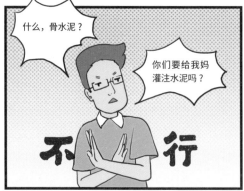

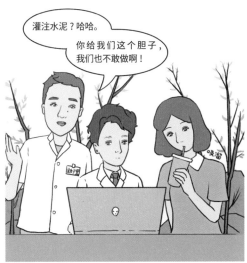

灌注水泥？哈哈。

你给我们这个胆子，我们也不敢做啊！

我们使用的是一种骨科生物材料。

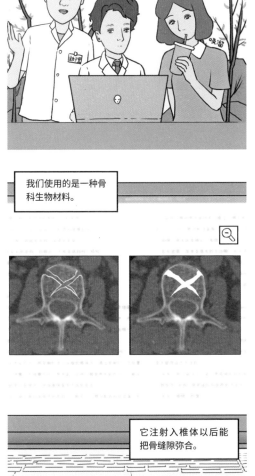

它注射入椎体以后能把骨缝隙弥合。

在短时间 (3~5 分钟) 内凝固变硬。

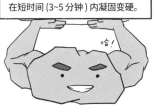

哈!

起到支撑作用，被形象地称为骨水泥。

不是造房子用的水泥哦！

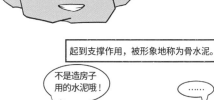

......

这个技术已经在临床上应用几十年了，安全性高，效果好！

嘿嘿—

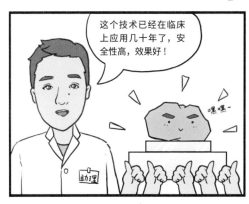

你这说得这么好。

具体手术怎么做，能给我们简单讲讲吗？

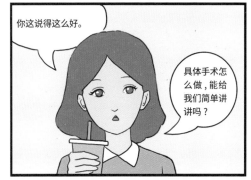

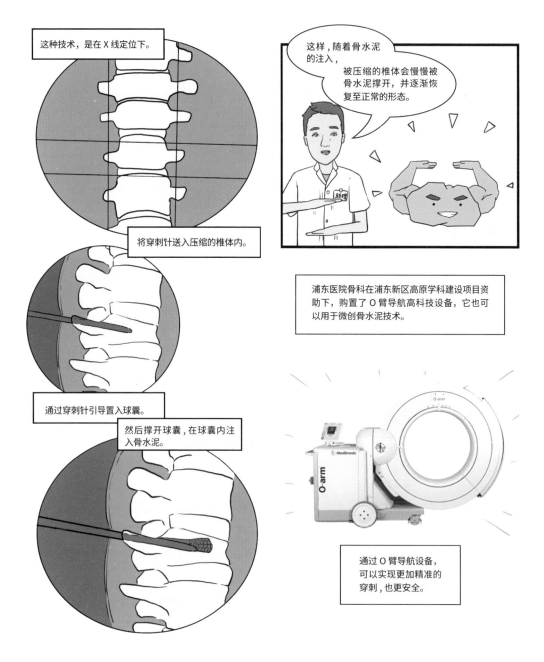

这种技术，是在 X 线定位下。

这样，随着骨水泥的注入，被压缩的椎体会慢慢被骨水泥撑开，并逐渐恢复至正常的形态。

浦东医院骨科在浦东新区高原学科建设项目资助下，购置了 O 臂导航高科技设备，它也可以用于微创骨水泥技术。

将穿刺针送入压缩的椎体内。

通过穿刺针引导置入球囊。

然后撑开球囊，在球囊内注入骨水泥。

通过 O 臂导航设备，可以实现更加精准的穿刺，也更安全。

导航系统结构介绍

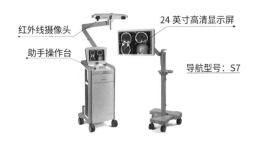

红外线摄像头
24英寸高清显示屏
助手操作台

导航型号：S7

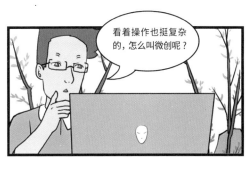

看着操作也挺复杂的，怎么叫微创呢？

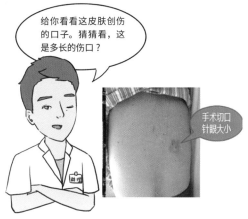

给你看看这皮肤创伤的口子。猜猜看，这是多长的伤口？

手术切口针眼大小

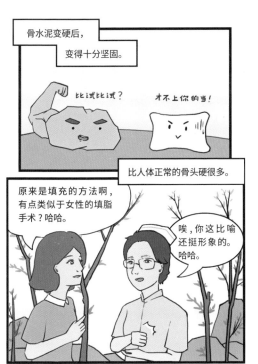

骨水泥变硬后，变得十分坚固。

比试比试？

才不上你的当！

比人体正常的骨头硬很多。

原来是填充的方法啊，有点类似于女性的填脂手术？哈哈。

唉，你这比喻还挺形象的。哈哈。

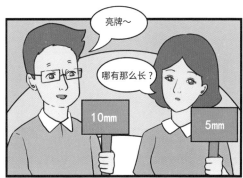

亮牌～

哪有那么长？

10mm

5mm

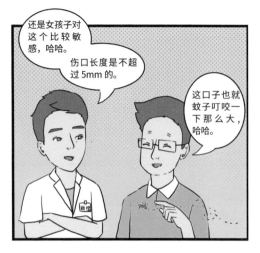

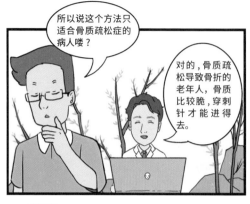

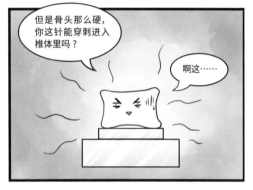

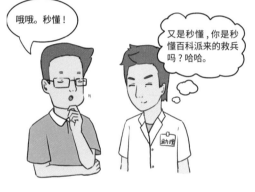

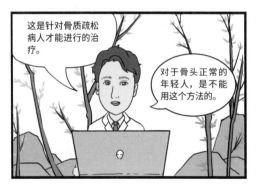

敖医生提醒

经皮椎体成形术通过经皮穿刺，将空心工作套筒经安全通道插入椎体，再经过工作套筒从体外注入骨水泥，骨水泥在椎体内能够快速弥合骨缝隙，增强伤椎的稳定性，同时起到快速止痛的效果。O臂导航系统在临床中的逐步应用，可以显著提高微创骨水泥技术的精准性和安全性，特别是对于高位的胸椎骨质疏松性骨折、侧弯的脊柱骨质疏松性骨折，运用O臂导航系统精准、安全、可靠。

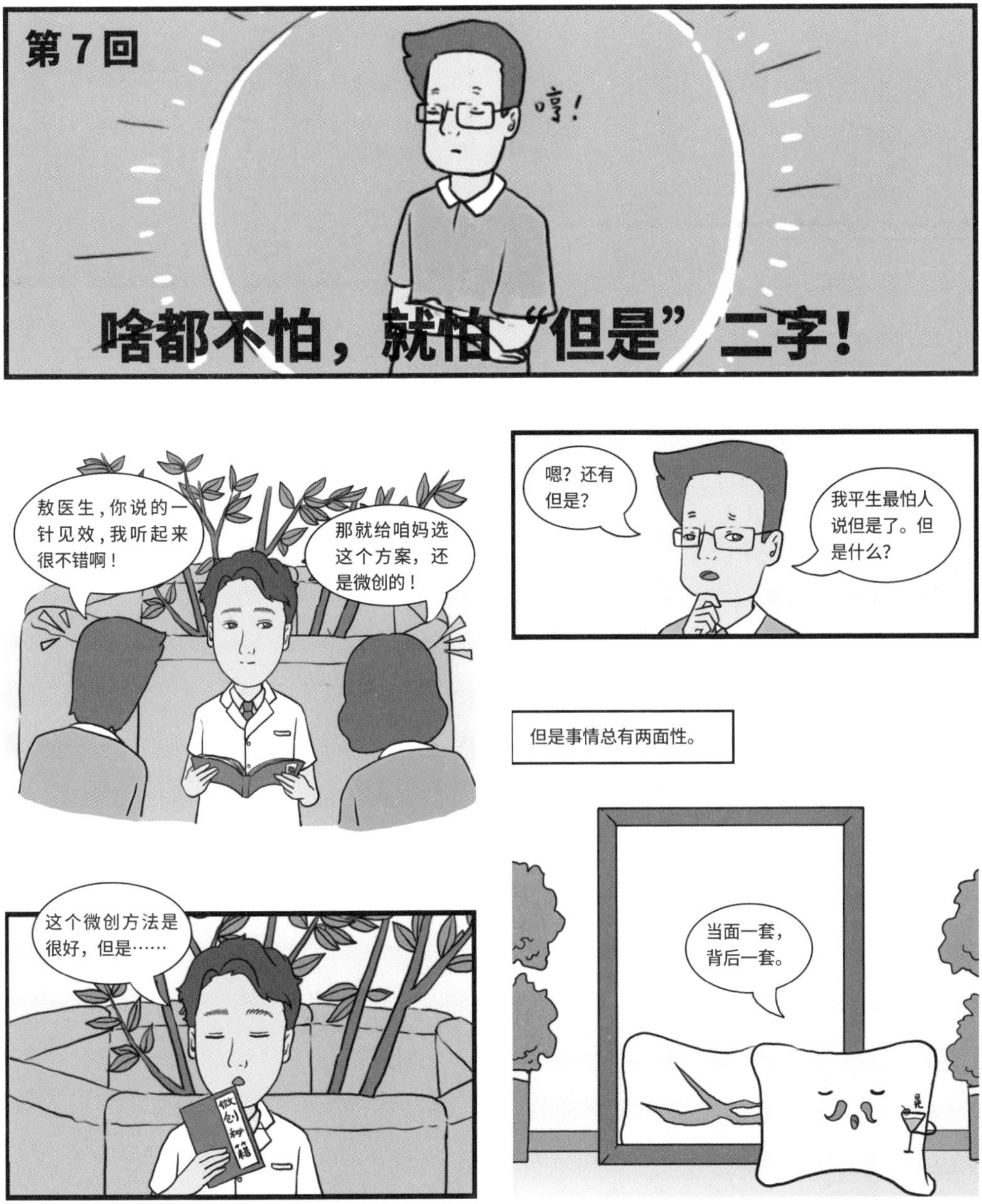
第7回
哼！
啥都不怕，就怕“但是”二字！
敖医生，你说的一针见效，我听起来很不错啊！
那就给咱妈选这个方案，还是微创的！
这个微创方法是很好，但是……
微创秘籍
嗯？还有但是？
我平生最怕人说但是了。但是什么？
但是事情总有两面性。
当面一套，背后一套。

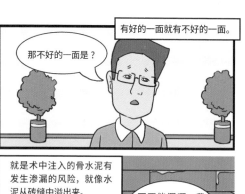

有好的一面就有不好的一面。

那不好的一面是？

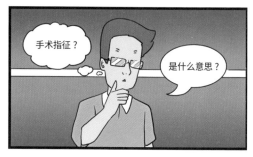

手术指征？

是什么意思？

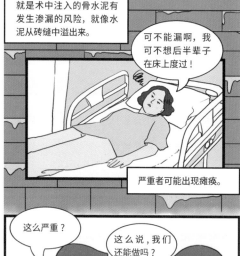

就是术中注入的骨水泥有发生渗漏的风险，就像水泥从砖缝中溢出来。

可不能漏啊，我可不想后半辈子在床上度过！

严重者可能出现瘫痪。

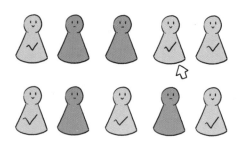

就是选择合适的病人做这个手术。

这么严重？

这么说，我们还能做吗？

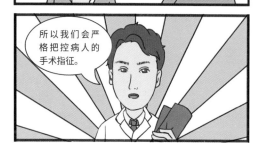

所以我们会严格把控病人的手术指征。

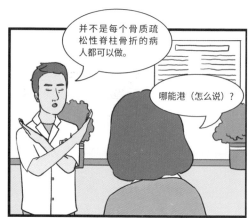

并不是每个骨质疏松性脊柱骨折的病人都可以做。

哪能港（怎么说）？

大部分骨质疏松性脊柱骨折的患者是可以选择这个方案的。

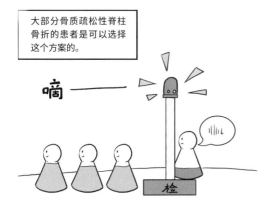

嘀——

当然，对于椎管后壁已经破裂的病人，骨水泥渗漏的风险也会增加，但不是打针的禁忌。

偷偷……

咳！往哪跑！

通过我们精准操作，是可以防止骨水泥渗漏的。

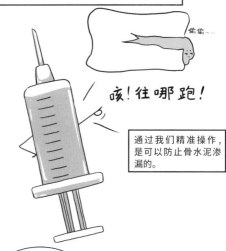

但是椎体重度压缩的病人（高度丢失超过 3/4）就不适合这个方法。

为什么呢？

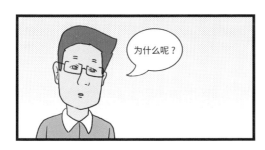

果然手术操作都是有风险的。

这种一针的技术，都有这么多风险 ?!

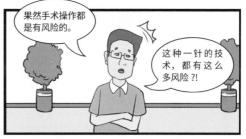

椎体重度压缩，骨水泥渗漏的风险会急剧升高。

漏啦漏啦！

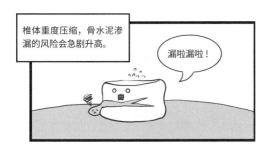

所以医生必须熟练操作，才能尽量避免并发症的发生。

那我妈现在适合做吗？

熟练度 +1
熟练度 +1
熟练度 +1

助理

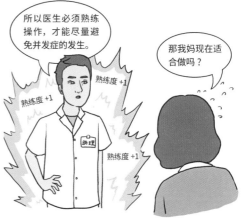

嗯，她老人家目前椎体压缩约 1/3，椎管后壁也是完整的，可以做这个手术。

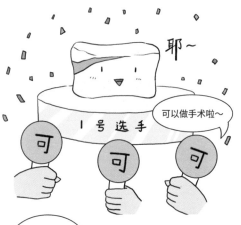

不取出来的话，以后是不是不能做磁共振？

听说体内有"钢板"，都不行的。

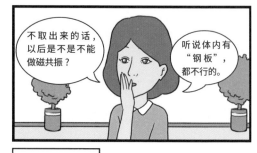

你的听说骗了你。

骨科接骨用的钢板，都是能做磁共振的。

漏漏漏……

来耍嘛~

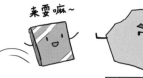

骨水泥当然也可以做磁共振。

敖医生，听说钢板、钢钉是需要取掉的。

打进去的骨水泥以后要取掉吗？

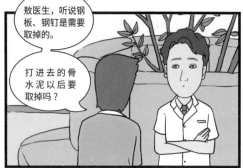

哦，这我就放心了。那明天安排手术？

手术前还需要做一些术前检查，来，你跟我来。

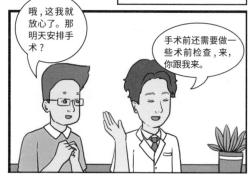

这个骨水泥是永久植入的，不用取，也不能取的，哈哈。

不搬家噢~

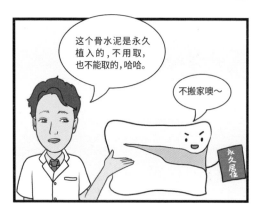

敖医生提醒

微创手术意味着创伤更小、住院时间更短、患者恢复更快，但并不意味着没有手术风险。微创经皮椎体成形术也存在一定的风险，比如骨水泥渗漏、骨水泥松动等，因此，手术适应证的选择十分重要，在适应证明确的前提下，通过良好的手术技术，就可以尽最大可能避免风险，取得最佳治疗效果。

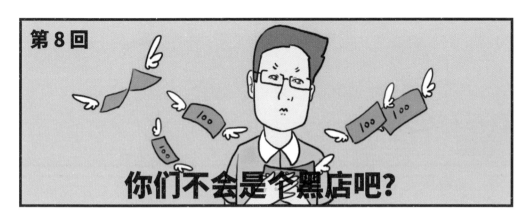

第8回

你们不会是个黑店吧?

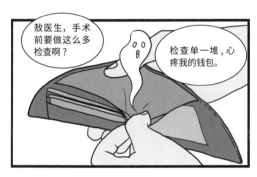

敖医生,手术前要做这么多检查啊?

检查单一堆,心疼我的钱包。

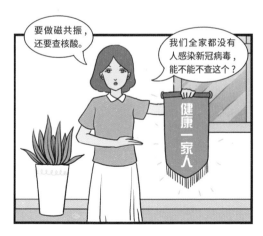

要做磁共振,还要查核酸。

我们全家都没有人感染新冠病毒,能不能不查这个?

健康一家人

检查核酸是针对当前的新冠肺炎疫情。

这是国家卫健委提出的要求。

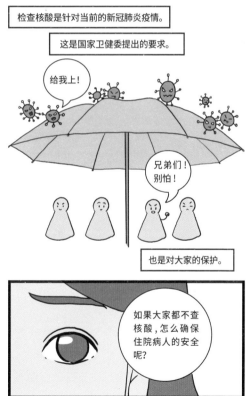

给我上!

兄弟们!别怕!

也是对大家的保护。

如果大家都不查核酸,怎么确保住院病人的安全呢?

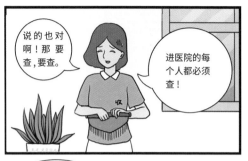

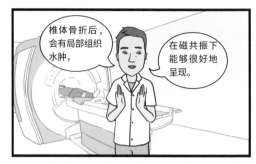

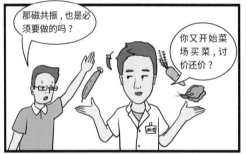

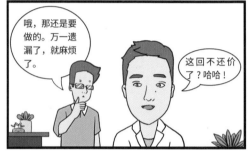

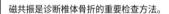
磁共振是诊断椎体骨折的重要检查方法。

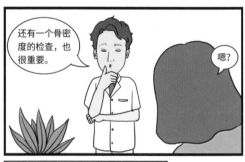

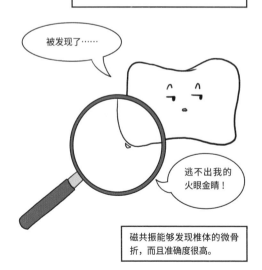

骨密度检查是诊断骨质疏松症的金标准。

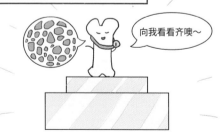

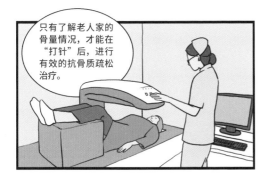

只有了解老人家的骨量情况，才能在"打针"后，进行有效的抗骨质疏松治疗。

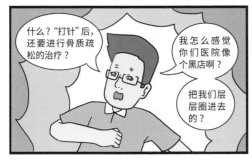

什么？"打针"后，还要进行骨质疏松的治疗？

我怎么感觉你们医院像个黑店啊？

把我们层层圈进去的？

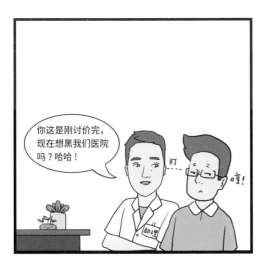

你这是刚讨价完，现在想黑我们医院吗？哈哈！

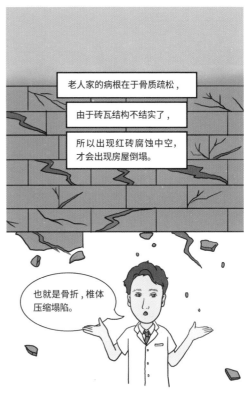

老人家的病根在于骨质疏松，

由于砖瓦结构不结实了，

所以出现红砖腐蚀中空，才会出现房屋倒塌。

也就是骨折，椎体压缩塌陷。

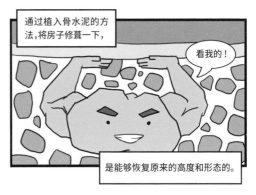

通过植入骨水泥的方法，将房子修葺一下，

看我的！

是能够恢复原来的高度和形态的。

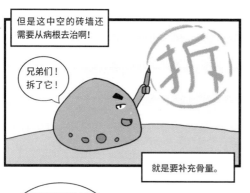

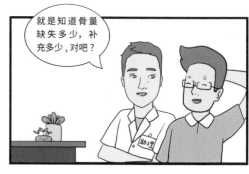

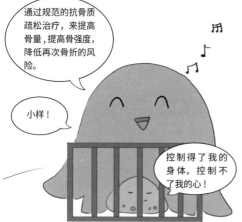

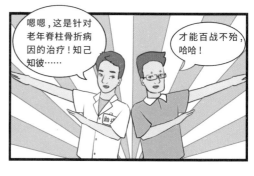

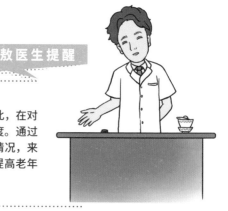

敖医生提醒

　　老年骨质疏松性脊柱骨折的病根在骨质疏松症。因此，在对脊柱骨折治疗的同时，还需要了解骨质疏松症的严重程度。通过骨密度及骨代谢化验指标的检查，结合老年病人的全身情况，来制定规范化的抗骨质疏松方案，从而提高手术的疗效，提高老年病人的骨量，增加骨强度，降低再骨折的发生概率。

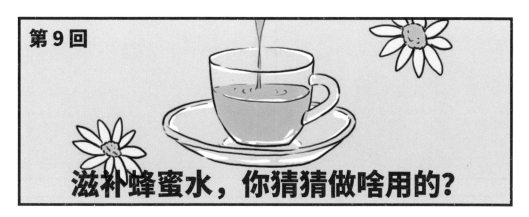

第9回

滋补蜂蜜水，你猜猜做啥用的？

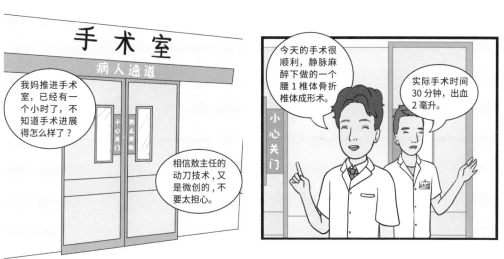

手术室

病人通道

我妈推进手术室，已经有一个小时了，不知道手术进展得怎么样了？

相信敖主任的动刀技术，又是微创的，不要太担心。

今天的手术很顺利，静脉麻醉下做的一个腰1椎体骨折椎体成形术。

实际手术时间30分钟，出血2毫升。

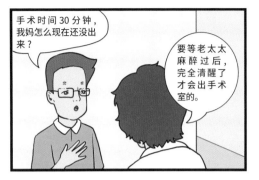

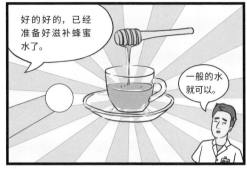

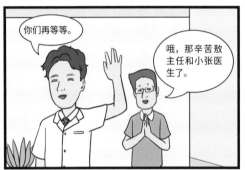

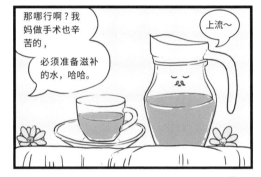

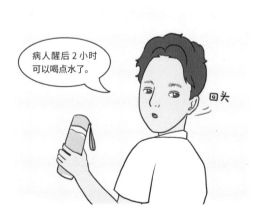

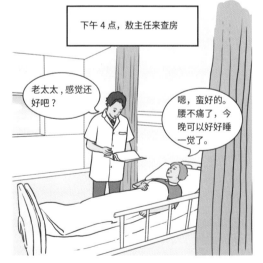

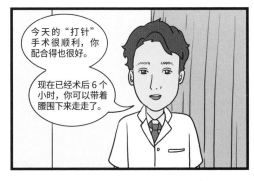

今天的"打针"手术很顺利，你配合得也很好。

现在已经术后6个小时，你可以带着腰围下来走走了。

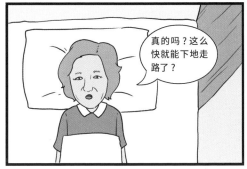

真的吗？这么快就能下地走路了？

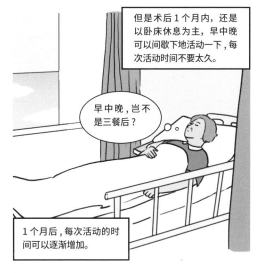

但是术后1个月内，还是以卧床休息为主，早中晚可以间歇下地活动一下，每次活动时间不要太久。

早中晚，岂不是三餐后？

1个月后，每次活动的时间可以逐渐增加。

椎体成形后，骨水泥已经将骨缝弥合，椎体慢慢恢复到了以前的状态。

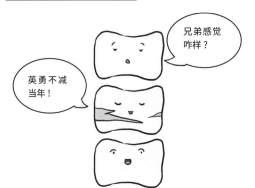

兄弟感觉咋样？

英勇不减当年！

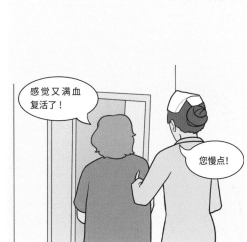

感觉又满血复活了！

您慢点！

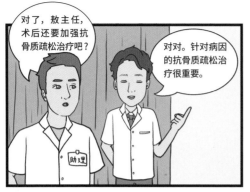

对了，敖主任，术后还要加强抗骨质疏松治疗吧？

对对。针对病因的抗骨质疏松治疗很重要。

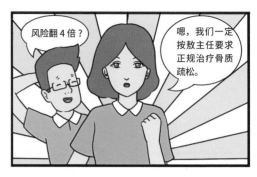

风险翻4倍？

嗯，我们一定按敖主任要求正规治疗骨质疏松。

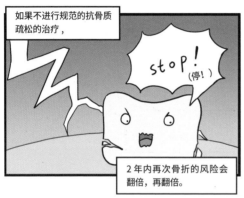

如果不进行规范的抗骨质疏松的治疗，

stop!（停！）

2年内再次骨折的风险会翻倍，再翻倍。

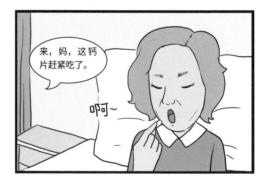

来，妈，这钙片赶紧吃了。

啊呵~

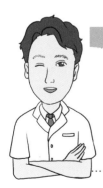

敖医生提醒

　　经皮椎体成形术可以在局部麻醉下进行，需要麻醉医师的保驾护航。通常术后2小时就可以进食水。需要指出的是，椎体成形术可以缓解由于椎体骨折引起的疼痛，但并不是"打了针"腰背部的所有疼痛就会完全消失。术后6小时，患者可以带腰围下地走路，但是我们还是建议术后一个月内以卧床为主，早中晚可以适当下地，一个月以后逐步恢复日常生活。

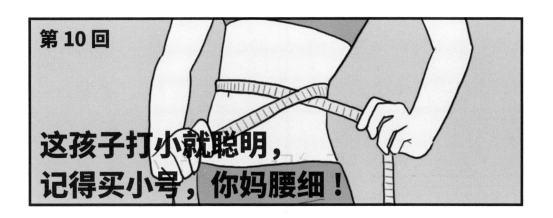

第10回

这孩子打小就聪明，记得买小号，你妈腰细！

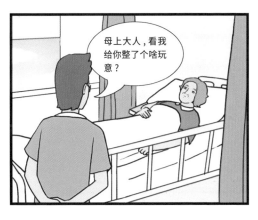

母上大人，看我给你整了个啥玩意？

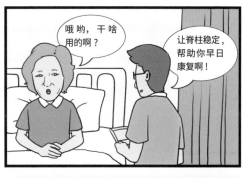

哦哟，干啥用的啊？

让脊柱稳定，帮助你早日康复啊！

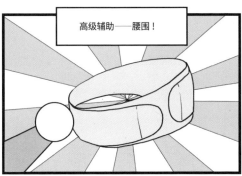

高级辅助——腰围！

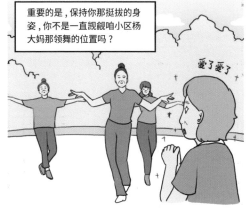

重要的是，保持你那挺拔的身姿，你不是一直觊觎咱小区杨大妈那领舞的位置吗？

爱了爱了

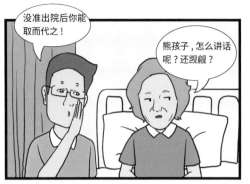

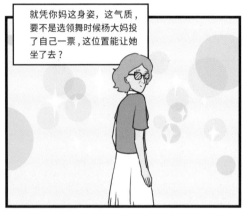

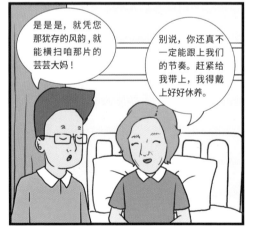

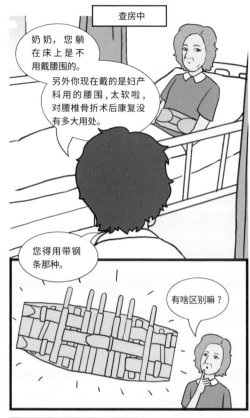

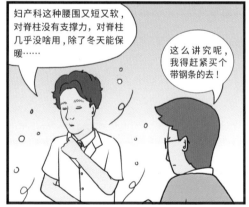

没准出院后你能取而代之！

熊孩子，怎么讲话呢？还觊觎？

就凭你妈这身姿，这气质，要不是选领舞时候杨大妈投了自己一票，这位置能让她坐了去？

是是是，就凭您那犹存的风韵，就能横扫咱那片的芸芸大妈！

别说，你还真不一定能跟上我们的节奏。赶紧给我带上，我得戴上好好休养。

查房中

奶奶，您躺在床上是不用戴腰围的。另外你现在戴的是妇产科用的腰围，太软啦，对腰椎骨折术后康复没有多大用处。

您得用带钢条那种。

有啥区别嘛？

妇产科这种腰围又短又软，对脊柱没有支撑力，对脊柱几乎没啥用，除了冬天能保暖……

这么讲究呢，我得赶紧买个带钢条的去！

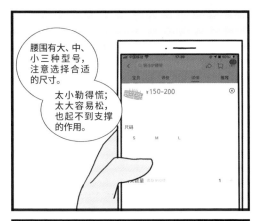

腰围有大、中、小三种型号，注意选择合适的尺寸。

太小勒得慌；太大容易松，也起不到支撑的作用。

¥150-200

尺码 S M L

THE NEXT DAY

（第二天）

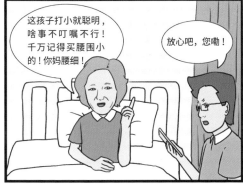

这孩子打小就聪明，啥事不叮嘱不行！千万记得买腰围小的！你妈腰细！

放心吧，您嘞！

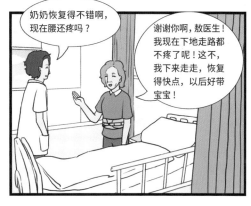

奶奶恢复得不错啊，现在腰还疼吗？

谢谢你啊，敖医生！我现在下地走路都不疼了呢！这不，我下来走走，恢复得快点，以后好带宝宝！

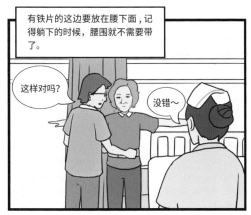

有铁片的这边要放在腰下面，记得躺下的时候，腰围就不需要带了。

这样对吗？

没错～

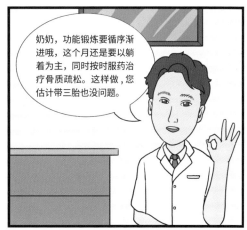

奶奶，功能锻炼要循序渐进哦，这个月还是要以躺着为主，同时按时服药治疗骨质疏松。这样做，您估计带三胎也没问题。

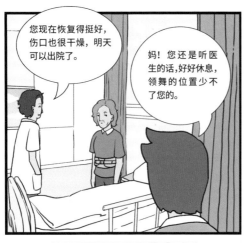

您现在恢复得挺好，伤口也很干燥，明天可以出院了。

妈！您还是听医生的话，好好休息，领舞的位置少不了您的。

一年后

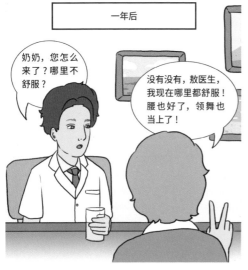

奶奶，您怎么来了？哪里不舒服？

没有没有，敖医生，我现在哪里都舒服！腰也好了，领舞也当上了！

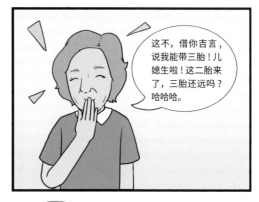

这不，借你吉言，说我能带三胎！儿媳生啦！这二胎来了，三胎还远吗？哈哈哈。

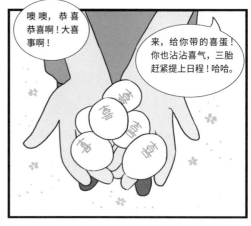

噢噢，恭喜恭喜啊！大喜事啊！

来，给你带的喜蛋！你也沾沾喜气，三胎赶紧提上日程！哈哈。

敖医生提醒

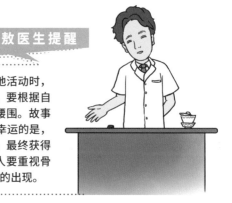

　　骨质疏松性脊柱骨折经皮椎体成形术后的病人，下地活动时，务必戴上有钢条的腰围，这样的腰围具有一定的支撑力，要根据自身腰围的大小选择合适的规格，卧床休息时，不用佩戴腰围。故事中的奶奶，虽然不幸出现了腰椎的骨质疏松性骨折，但是幸运的是，通过微创手术，结合规范的抗骨质疏松治疗及功能锻炼，最终获得了满意的治疗效果。最后，敖医生也希望所有的中老年人要重视骨质疏松症这一"静悄悄的疾病"，早防、早治，避免骨折的出现。

老年髋部骨折系列

Elderly Hip Fracture Series

文案|敖医生　　插画|盛　昕　　制作|医知鸟

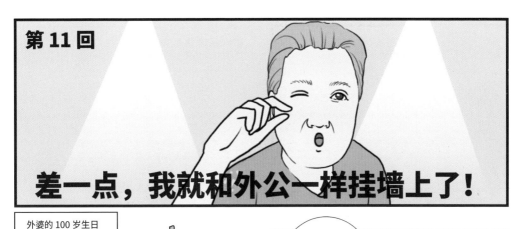

第 11 回

差一点，我就和外公一样挂墙上了！

外婆的 100 岁生日

来，一起举杯，祝咱家老寿星富贵吉祥！长命百岁！

外婆已经 100 岁了，应该是万寿无疆，哈哈！外婆骨折康复后，精神是越来越好了！

有妈在，就是我们的福气！生日快乐，妈！快许个愿吧～

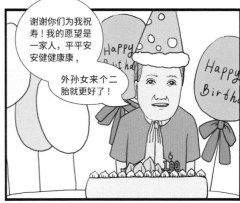

谢谢你们为我祝寿！我的愿望是一家人，平平安安健健康康，外孙女来个二胎就更好了！

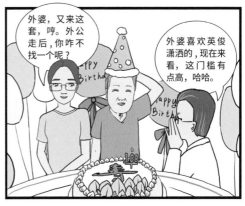

外婆，又来这套，哼。外公走后，你咋不找一个呢？

外婆喜欢英俊潇洒的，现在来看，这门槛有点高，哈哈。

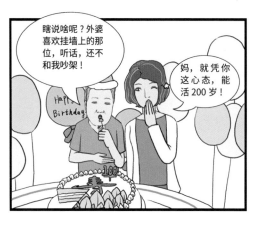

瞎说啥呢？外婆喜欢挂墙上的那位，听话，还不和我吵架！

妈，就凭你这心态，能活200岁！

Happy Birthday

100

那次的骨折，敖主任说是"人生最后一次骨折"。

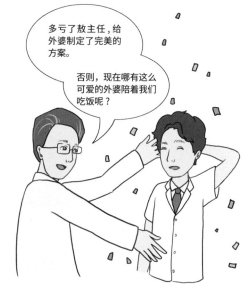

多亏了敖主任，给外婆制定了完美的方案。

否则，现在哪有这么可爱的外婆陪着我们吃饭呢？

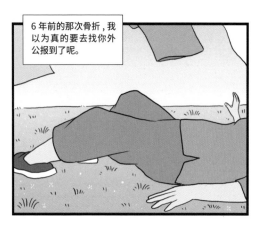

6年前的那次骨折，我以为真的要去找你外公报到了呢。

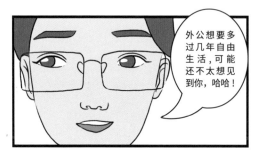

外公想要多过几年自由生活，可能还不太想见到你，哈哈！

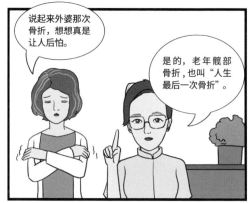

说起来外婆那次骨折，想想真是让人后怕。

是的，老年髋部骨折，也叫"人生最后一次骨折"。

不是说这次骨折以后就不会再发生骨折了。

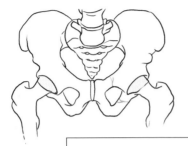

而是说，这次骨折后，如果采用保守治疗的话，一年内的病死率会超过 20%，最高能达到 50%，比很多癌症的病死率都要高。

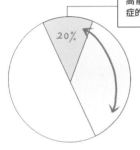

20%

很多老年人迈不过髋部骨折这个坎，可不就成了人生最后一次嘛。

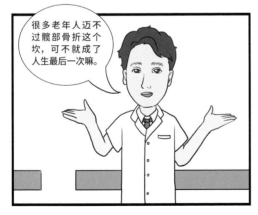

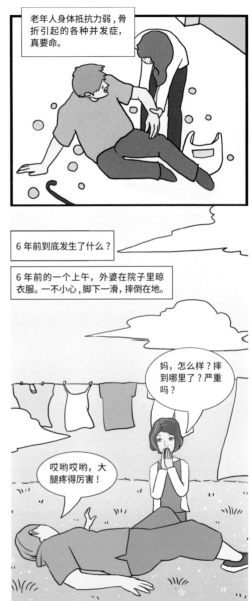

老年人身体抵抗力弱，骨折引起的各种并发症，真要命。

6 年前到底发生了什么？

6 年前的一个上午，外婆在院子里晾衣服。一不小心，脚下一滑，摔倒在地。

妈，怎么样？摔到哪里了？严重吗？

哎哟哎哟，大腿疼得厉害！

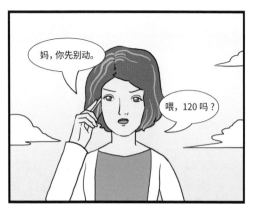

妈，你先别动。

喂，120 吗？

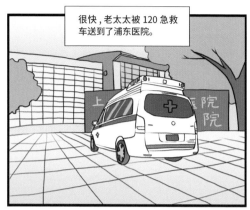

很快，老太太被 120 急救车送到了浦东医院。

敖医生提醒

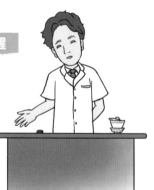

老年髋部骨折包括老年股骨转子间骨折、股骨颈骨折，是危害最大的老年骨质疏松性骨折，据统计，老年髋部骨折保守治疗后一年内病死率最高达 50％！！因此老年髋部骨折号称"人生最后一次骨折"。对于身体条件尚可的老年病人，敖医生还是建议采用微创的手术治疗！！

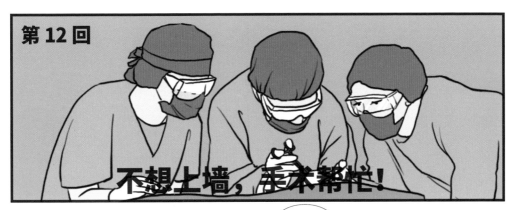

第12回

不想上墙，手术帮忙！

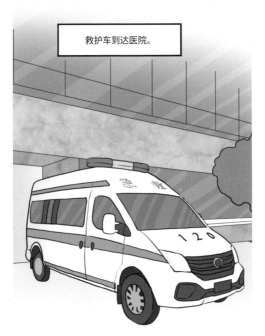

救护车到达医院。

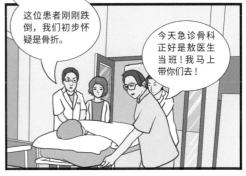

骨科医生在哪？

这位患者刚刚跌倒，我们初步怀疑是骨折。

今天急诊骨科正好是敖医生当班！我马上带你们去！

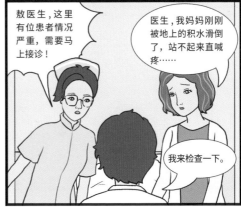

敖医生,这里有位患者情况严重，需要马上接诊！

医生,我妈妈刚刚被地上的积水滑倒了，站不起来直喊疼……

我来检查一下。

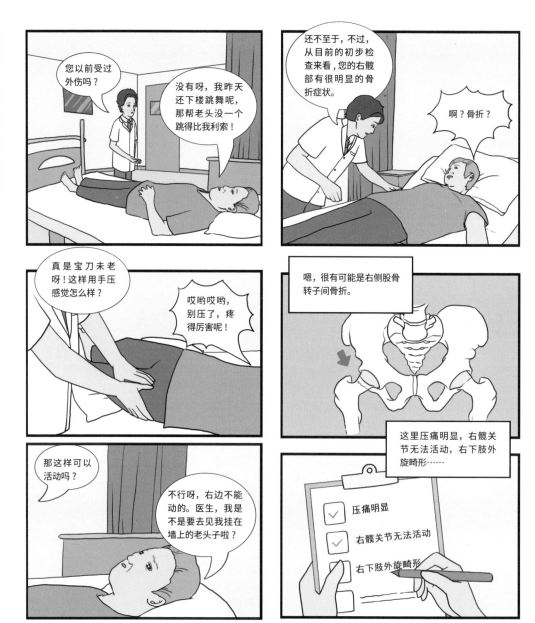

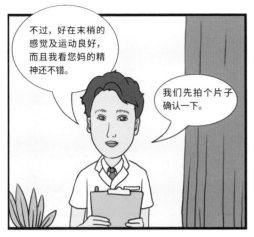

不过，好在末梢的感觉及运动良好，而且我看您妈的精神还不错。

我们先拍个片子确认一下。

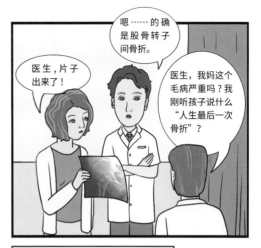

嗯……的确是股骨转子间骨折。

医生，片子出来了！

医生，我妈这个毛病严重吗？我刚听孩子说什么"人生最后一次骨折"？

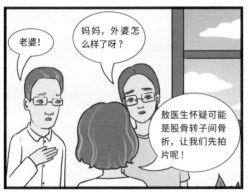

老婆！

妈妈，外婆怎么样了呀？

敖医生怀疑可能是股骨转子间骨折，让我们先拍片呢！

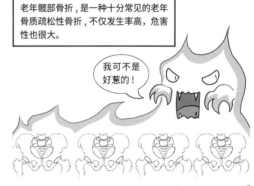

老年髋部骨折，是一种十分常见的老年骨质疏松性骨折，不仅发生率高，危害性也很大。

我可不是好惹的！

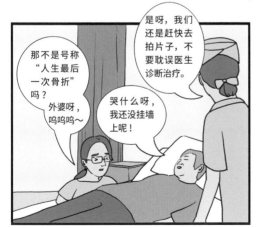

那不是号称"人生最后一次骨折"吗？外婆呀，呜呜呜～

是呀，我们还是赶快去拍片子，不要耽误医生诊断治疗。

哭什么呀，我还没挂墙上呢！

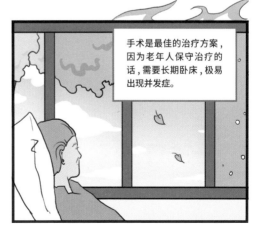

手术是最佳的治疗方案，因为老年人保守治疗的话，需要长期卧床，极易出现并发症。

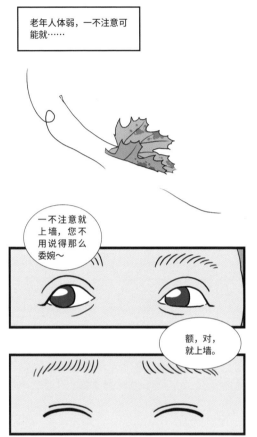

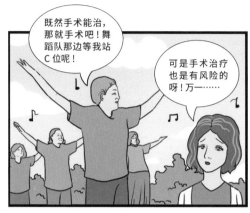

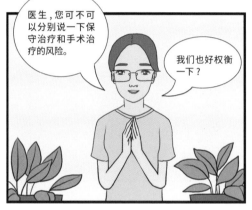

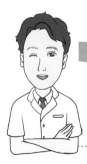

敖医生提醒

　　老年人髋部摔伤后出现肿胀、压痛，下肢的外旋畸形，髋关节无法活动，被动活动时疼痛加重，翻身都困难，这时就要高度怀疑髋部骨折。建议家属尽快通过 120 急救车运送老人到医院就诊，通过 X 线检查就可以明确诊断。

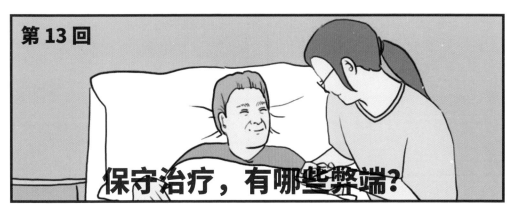

第13回

保守治疗，有哪些弊端？

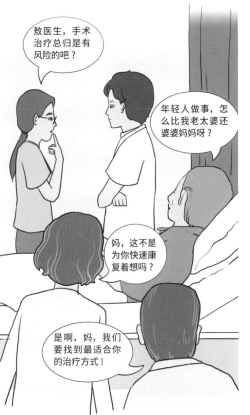

敖医生，手术治疗总归是有风险的吧？

年轻人做事，怎么比我老太婆还婆婆妈妈呀？

妈，这不是为你快速康复着想吗？

是啊，妈，我们要找到最适合你的治疗方式！

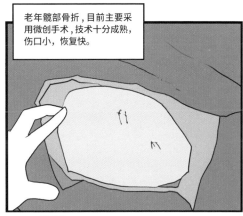

老年髋部骨折，目前主要采用微创手术，技术十分成熟，伤口小，恢复快。

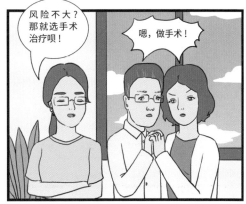

风险不大？那就选手术治疗呗！

嗯，做手术！

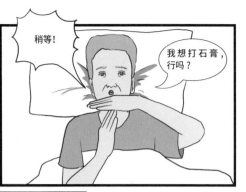

稍等！

我想打石膏，行吗？

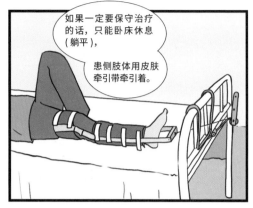

如果一定要保守治疗的话，只能卧床休息（躺平），

患侧肢体用皮肤牵引带牵引着。

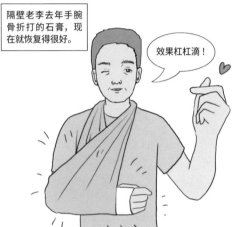

隔壁老李去年手腕骨折打的石膏，现在就恢复得很好。

效果杠杠滴！

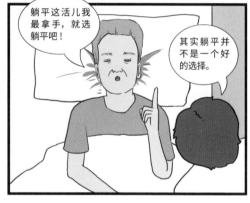

躺平这活儿我最拿手，就选躺平吧！

其实躺平并不是一个好的选择。

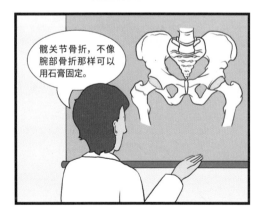

髋关节骨折，不像腕部骨折那样可以用石膏固定。

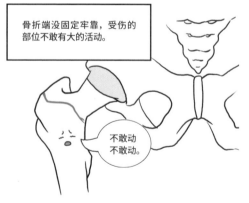

骨折端没固定牢靠，受伤的部位不敢有大的活动。

不敢动不敢动。

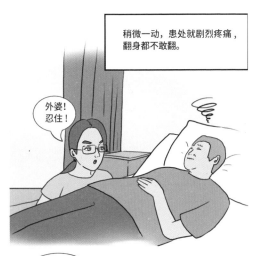

稍微一动，患处就剧烈疼痛，翻身都不敢翻。

外婆！忍住！

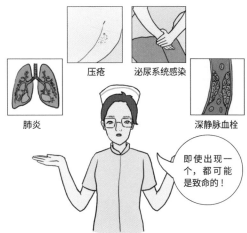

肺炎

压疮　泌尿系统感染

深静脉血栓

即使出现一个，都可能是致命的！

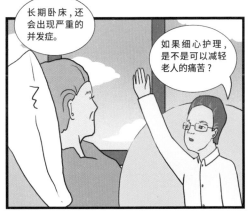

长期卧床，还会出现严重的并发症。

如果细心护理，是不是可以减轻老人的痛苦？

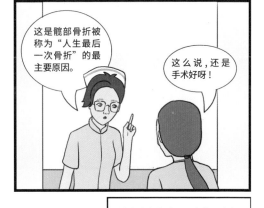

这是髋部骨折被称为"人生最后一次骨折"的最主要原因。

这么说，还是手术好呀！

老年人年纪大，最大的风险在于心脏功能、肺功能能否经受住全身麻醉的考验。

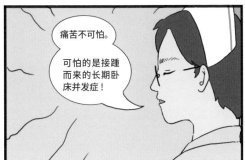

痛苦不可怕。

可怕的是接踵而来的长期卧床并发症！

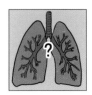

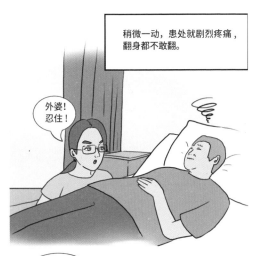
老年髋部骨折系列·保守治疗，有哪些弊端？

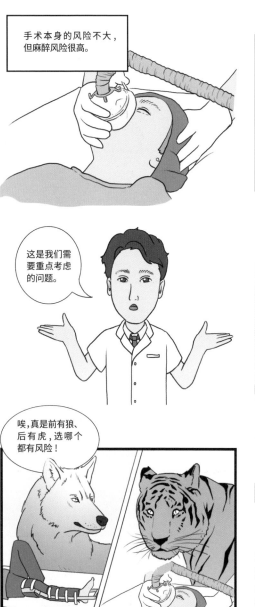

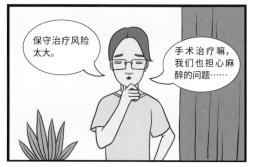

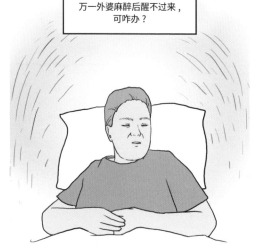

敖医生提醒

　　老年髋部骨折保守治疗时，患者需要卧床，患侧下肢可以使用皮肤牵引带，但由于骨折端无法有效固定，因此容易引起疼痛。一旦卧床不动，与卧床相关的并发症，如肺部感染、压疮、下肢深静脉血栓形成、泌尿系统感染等，就有可能接踵而至，因此老年髋部骨折保守治疗的风险很大。

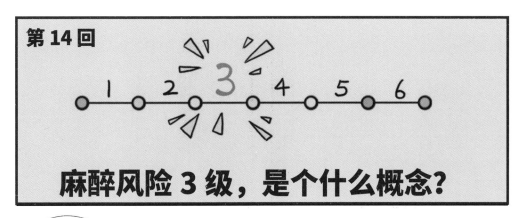

第 14 回

麻醉风险 3 级，是个什么概念？

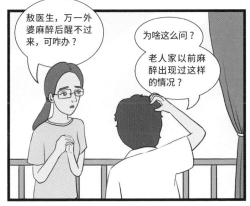

敖医生，万一外婆麻醉后醒不过来，可咋办？

为啥这么问？

老人家以前麻醉出现过这样的情况？

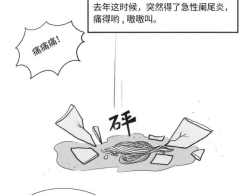

去年这时候，突然得了急性阑尾炎，痛得哟，嗷嗷叫。

痛痛痛！

砰

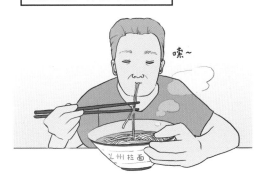

敖医生，你有所不知，
我妈以前是一个人在兰州生活。

嗦~

兰州拉面

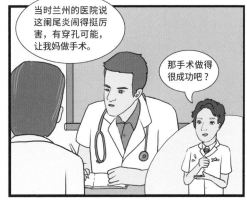

当时兰州的医院说这阑尾炎闹得挺厉害，有穿孔可能，让我妈做手术。

那手术做得很成功吧？

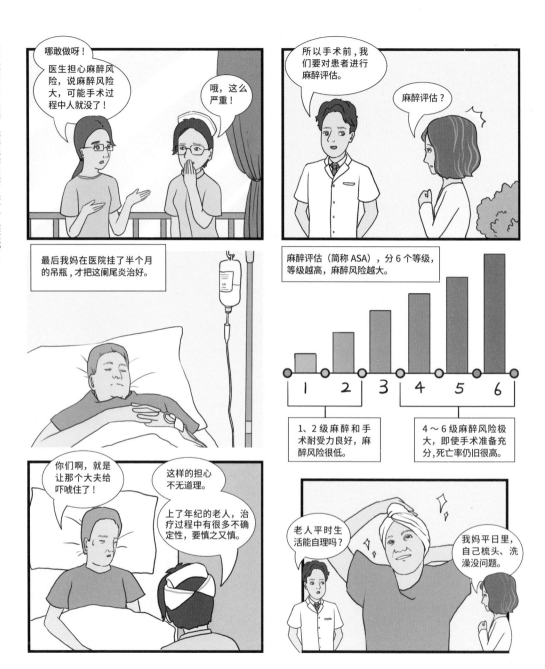

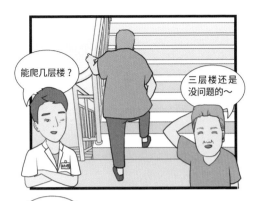

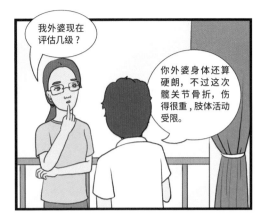

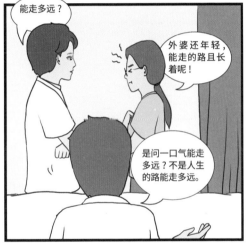

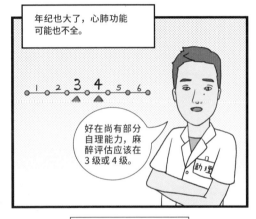

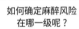

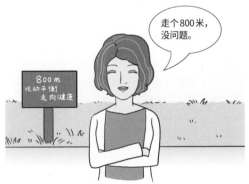

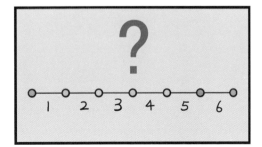

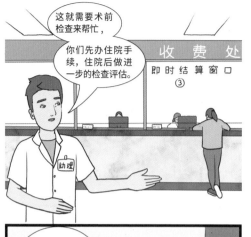

这就需要术前检查来帮忙，

你们先办住院手续，住院后做进一步的检查评估。

收费处

即时结算窗口 ③

勘理

麻醉前要做好充足的准备，积极改善心肺功能等，积极预防麻醉期间可能发生的并发症。

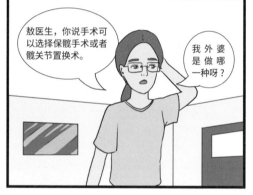

肺炎　　压疮　　泌尿系统感染　　深静脉血栓

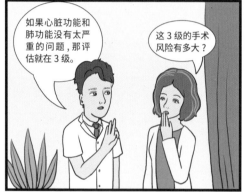

如果心脏功能和肺功能没有太严重的问题，那评估就在3级。

这3级的手术风险有多大？

敖医生，你说手术可以选择保髋手术或者髋关节置换术。

我外婆是做哪一种呀？

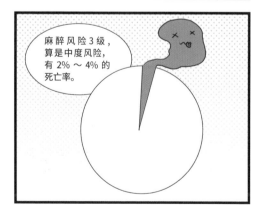

麻醉风险3级，算是中度风险，有2%～4%的死亡率。

敖医生提醒

　　老年髋部骨折，如果选择手术，风险最大的地方就在麻醉。术前需要评估老人的身体状况；麻醉师会进行麻醉风险评估，给出评估建议；骨科医师，也会根据病人伤前的身体状况、术前检查结果来综合评估手术风险。

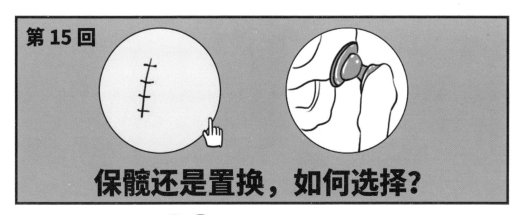

第15回

保髋还是置换，如何选择？

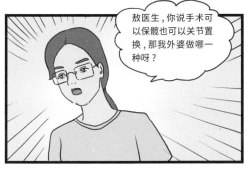

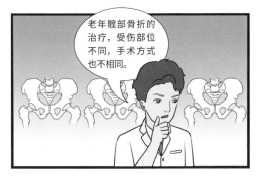

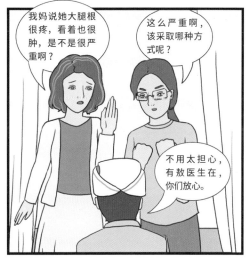

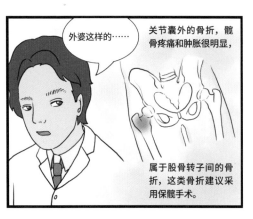

外婆这样的……

关节囊外的骨折，髋骨疼痛和肿胀很明显，

属于股骨转子间的骨折，这类骨折建议采用保髋手术。

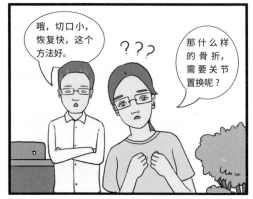

哦，切口小，恢复快，这个方法好。

？？？

那什么样的骨折，需要关节置换呢？

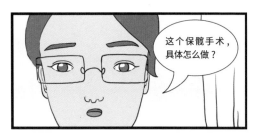

这个保髋手术，具体怎么做？

股骨颈骨折是常见的髋部骨折之一，属于关节囊内的骨折。

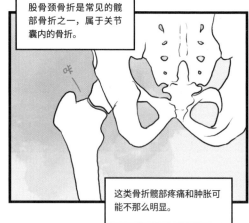

这类骨折髋部疼痛和肿胀可能不那么明显。

保髋手术就是保留髋关节，用内固定（髓内钉或钢板）把骨折端固定起来。

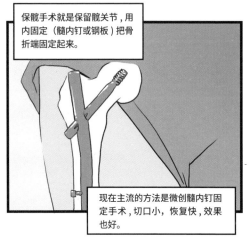

现在主流的方法是微创髓内钉固定手术，切口小，恢复快，效果也好。

但是……

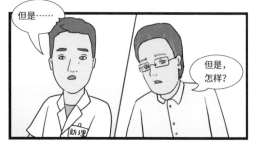

但是，怎样？

助理

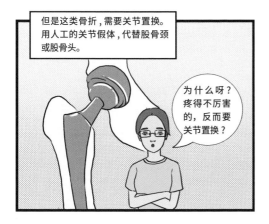

但是这类骨折，需要关节置换。用人工的关节假体，代替股骨颈或股骨头。

为什么呀？疼得不厉害的，反而要关节置换？

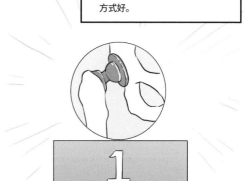

一旦坏死，还需要再次手术。关节置换取得的效果会比其他手术方式好。

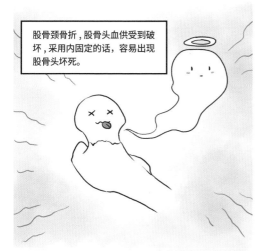

股骨颈骨折，股骨头血供受到破坏，采用内固定的话，容易出现股骨头坏死。

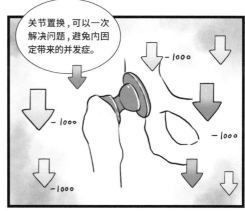

关节置换，可以一次解决问题，避免内固定带来的并发症。

- 1000
- 1000
- 1000
- 1000

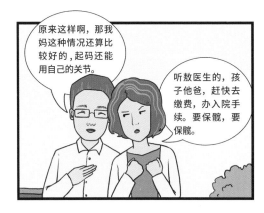

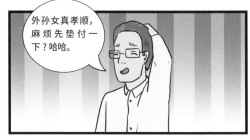

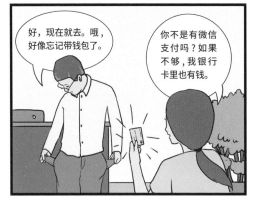

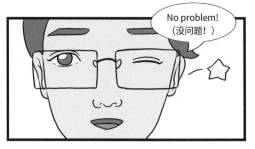

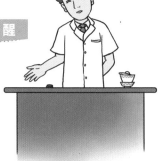

敖医生提醒

股骨转子间骨折与股骨颈骨折都属于髋部骨折，但手术方式截然不同。股骨转子间骨折往往采用闭合复位内固定进行治疗，俗称"打钉子"，也叫保髋手术；老年股骨颈骨折往往采用髋关节置换手术。

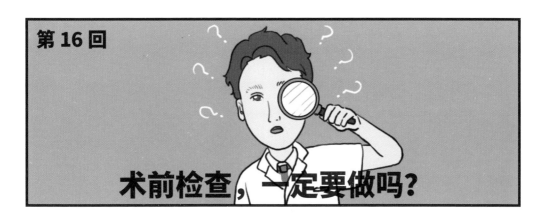

第 16 回

术前检查，一定要做吗?

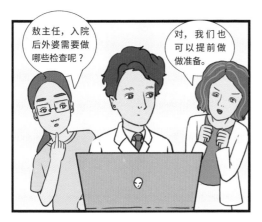

敖主任，入院后外婆需要做哪些检查呢?

对，我们也可以提前做做准备。

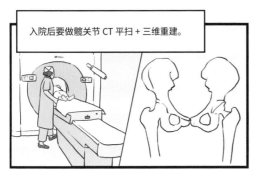

入院后要做髋关节 CT 平扫 + 三维重建。

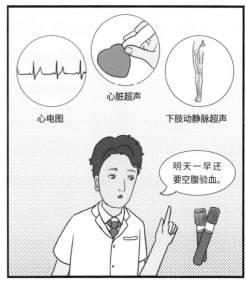

心电图

心脏超声

下肢动静脉超声

明天一早还要空腹验血。

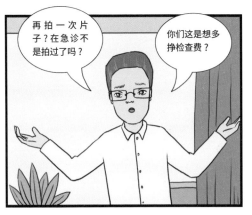

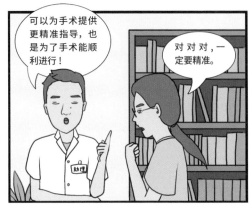

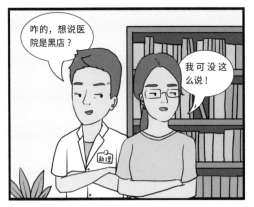

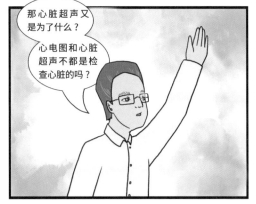

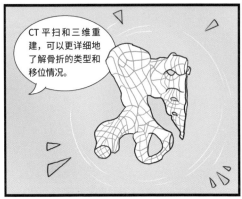

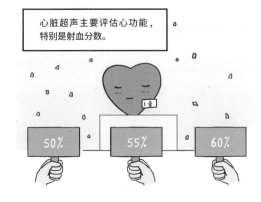

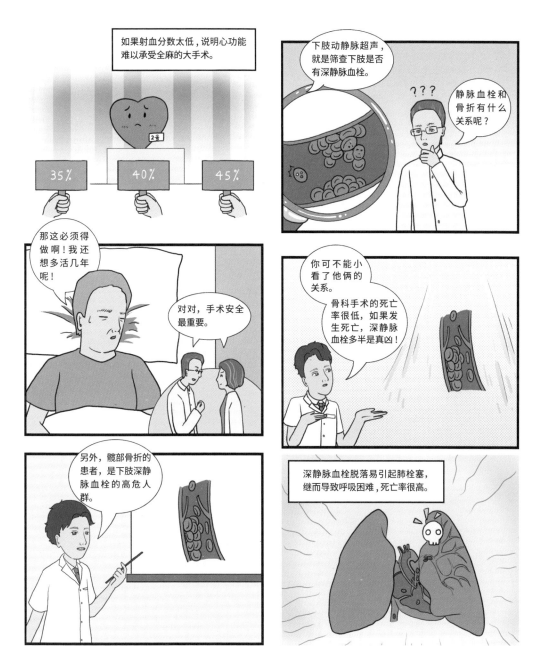

如果射血分数太低，说明心功能难以承受全麻的大手术。

35% 40% 45%

下肢动静脉超声，就是筛查下肢是否有深静脉血栓。

？？？

静脉血栓和骨折有什么关系呢？

那这必须得做啊！我还想多活几年呢！

对对，手术安全最重要。

你可不能小看了他俩的关系。

骨科手术的死亡率很低，如果发生死亡，深静脉血栓多半是真凶！

另外，髋部骨折的患者，是下肢深静脉血栓的高危人群。

深静脉血栓脱落易引起肺栓塞，继而导致呼吸困难，死亡率很高。

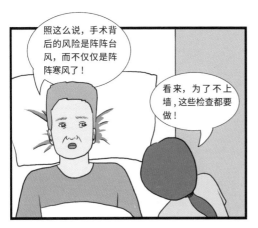

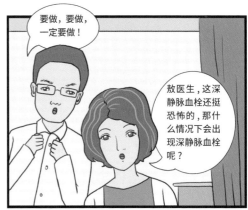

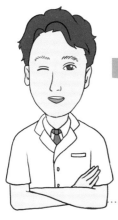

　　老年髋部骨折术前需要做血常规、血生化、髋关节 CT+ 三维重建、下肢血管超声、心脏超声等检查，这些都是十分必要的。老年髋部骨折的患者，骨折后卧床，下肢出现深静脉血栓的可能性大大增加，常规需要做下肢血管超声，以检查有没有深静脉血栓。

第17回

深静脉血栓的发生与预防

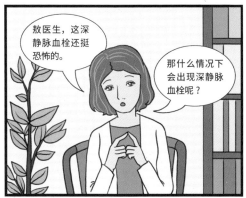

深静脉血栓的发生有三个条件。

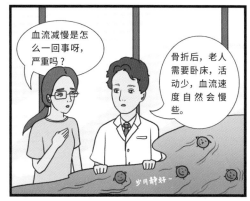

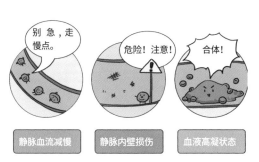

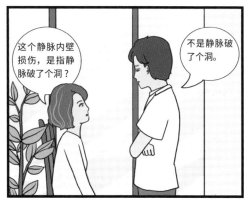

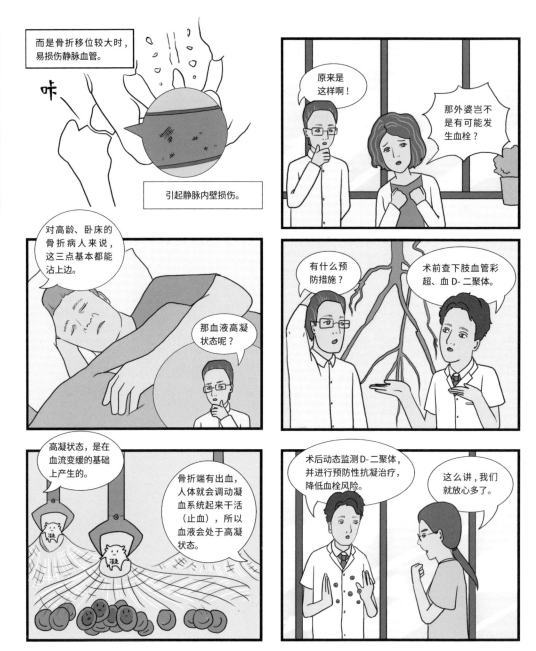

而是骨折移位较大时，易损伤静脉血管。

咔

引起静脉内壁损伤。

原来是这样啊！

那外婆岂不是有可能发生血栓？

对高龄、卧床的骨折病人来说，这三点基本都能沾上边。

那血液高凝状态呢？

有什么预防措施？

术前查下肢血管彩超、血 D- 二聚体。

高凝状态，是在血流变缓的基础上产生的。

骨折端有出血，人体就会调动凝血系统起来干活（止血），所以血液会处于高凝状态。

术后动态监测 D- 二聚体，并进行预防性抗凝治疗，降低血栓风险。

这么讲，我们就放心多了。

凝

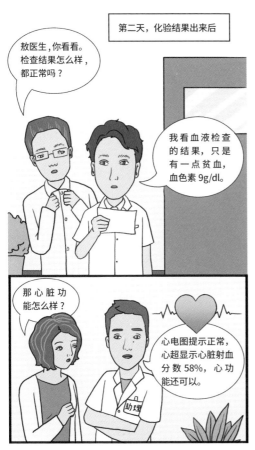

第二天, 化验结果出来后

敖医生, 你看看。检查结果怎么样, 都正常吗?

我看血液检查的结果, 只是有一点贫血, 血色素 9g/dl。

那心脏功能怎么样?

心电图提示正常, 心超显示心脏射血分数 58%, 心功能还可以。

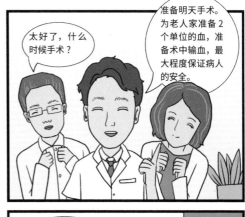

太好了, 什么时候手术?

准备明天手术。为老人家准备 2 个单位的血, 准备术中输血, 最大程度保证病人的安全。

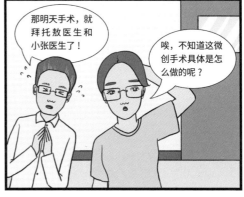

那明天手术, 就拜托敖医生和小张医生了!

唉, 不知道这微创手术具体是怎么做的呢?

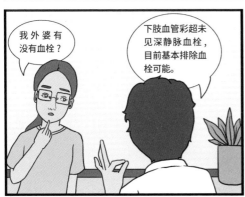

我外婆有没有血栓?

下肢血管彩超未见深静脉血栓, 目前基本排除血栓可能。

敖医生提醒

　　从下肢深静脉血栓的发病机制上来说, 老年髋部骨折病人是下肢深静脉血栓的高危人群, 及时复查下肢血管超声结合动态监测 D- 二聚体变化, 有助于诊断深静脉血栓。为什么要这么重视深静脉血栓的预防呢? 因为下肢深静脉血栓发生后, 一旦栓子脱落, 就极易出现肺栓塞, 有很高的死亡率。

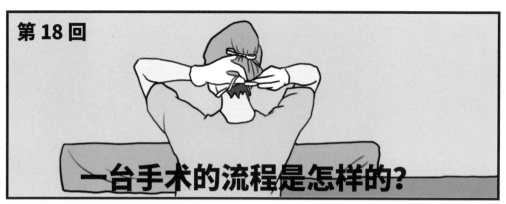

第18回

一台手术的流程是怎样的？

第三天一早

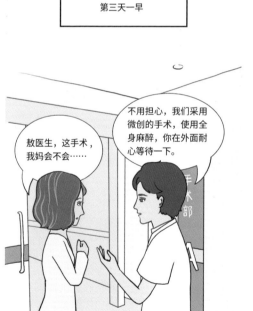

敖医生，这手术，我妈会不会……

不用担心，我们采用微创的手术，使用全身麻醉，你在外面耐心等待一下。

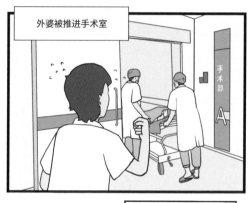

外婆被推进手术室

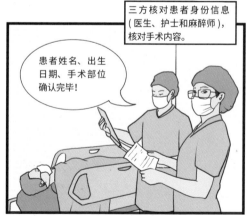

三方核对患者身份信息（医生、护士和麻醉师），核对手术内容。

患者姓名、出生日期、手术部位确认完毕！

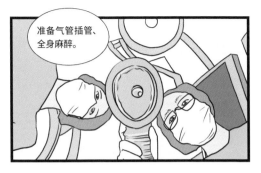

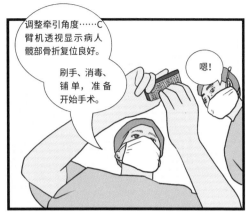

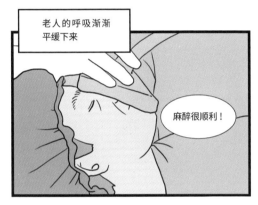

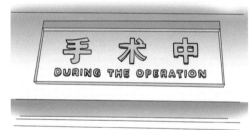

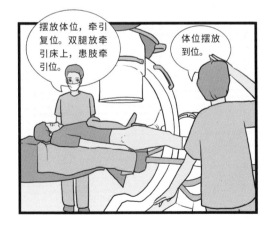

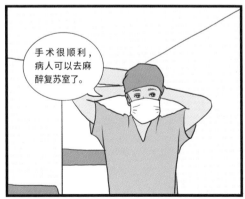

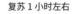

复苏 1 小时左右

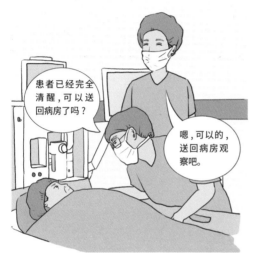

患者已经完全清醒，可以送回病房了吗？

嗯，可以的，送回病房观察吧。

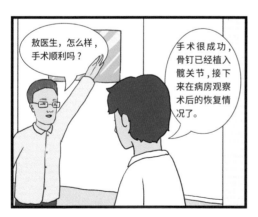

敖医生，怎么样，手术顺利吗？

手术很成功，骨钉已经植入髋关节，接下来在病房观察术后的恢复情况了。

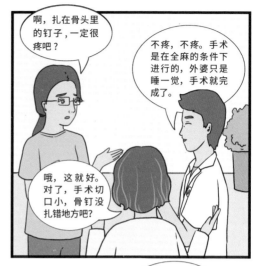

啊，扎在骨头里的钉子，一定很疼吧？

不疼，不疼。手术是在全麻的条件下进行的，外婆只是睡一觉，手术就完成了。

哦，这就好。对了，手术切口小，骨钉没扎错地方吧？

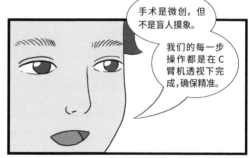

手术是微创，但不是盲人摸象。

我们的每一步操作都是在 C 臂机透视下完成，确保精准。

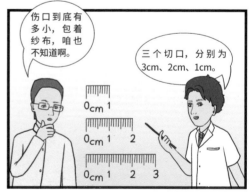

伤口到底有多小，包着纱布，咱也不知道啊。

三个切口，分别为 3cm、2cm、1cm。

0cm 1

0cm 1 2

0cm 1 2 3

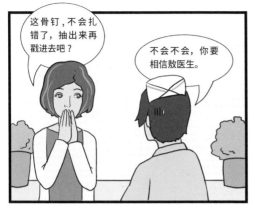

这骨钉，不会扎错了，抽出来再戳进去吧？

不会不会，你要相信敖医生。

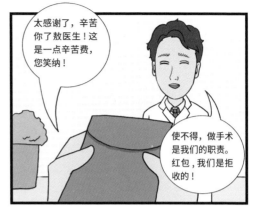

太感谢了，辛苦你了敖医生！这是一点辛苦费，您笑纳！

使不得，做手术是我们的职责。红包，我们是拒收的！

我们不会贸然植入骨钉。

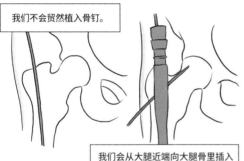

我们会从大腿近端向大腿骨里插入一根导针，透视确认导针位置无误。

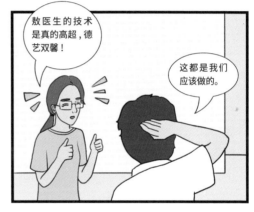

敖医生的技术是真的高超，德艺双馨！

这都是我们应该做的。

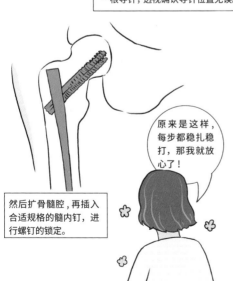

原来是这样，每步都稳扎稳打，那我就放心了！

然后扩骨髓腔，再插入合适规格的髓内钉，进行螺钉的锁定。

敖医生提醒

　　一台手术，需要外科医生、麻醉医生和手术室护理人员的通力合作。老年股骨转子间骨折的手术，是创伤骨科常见手术，在麻醉满意后，通过牵引患肢实现骨折的良好复位，再通过几个微创的小切口插入髓内钉，对骨折端进行有效固定。

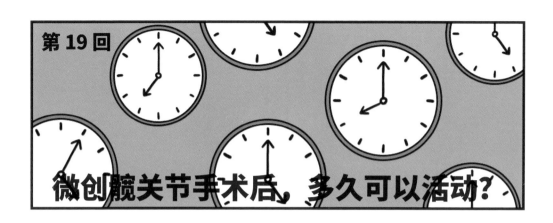

第 19 回

微创髋关节手术后，多久可以活动？

术后第一天

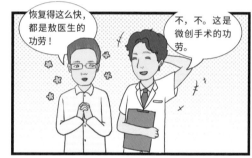

恢复得这么快，都是敖医生的功劳！

不，不。这是微创手术的功劳。

微创操作切口小，手术创伤小。患者疼痛轻，下肢自然可以早点活动。

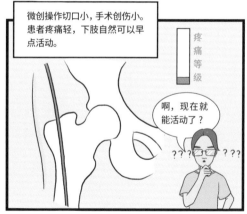

疼痛等级

啊，现在就能活动了？

？？？ ？？？

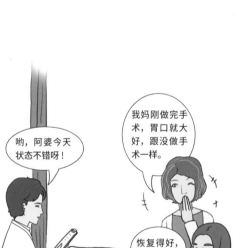

哟，阿婆今天状态不错呀！

我妈刚做完手术，胃口就大好，跟没做手术一样。

恢复得好，吃嘛嘛香！

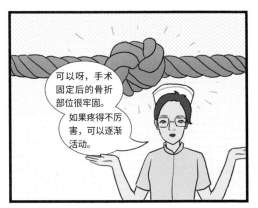

可以呀，手术固定后的骨折部位很牢固。如果疼得不厉害，可以逐渐活动。

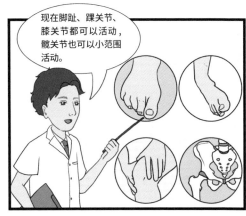

现在脚趾、踝关节、膝关节都可以活动，髋关节也可以小范围活动。

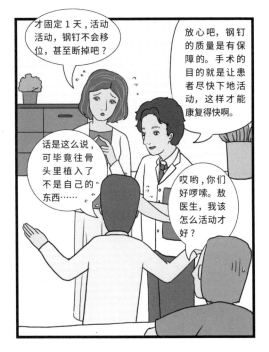

才固定1天，活动活动，钢钉不会移位，甚至断掉吧？

放心吧，钢钉的质量是有保障的。手术的目的就是让患者尽快下地活动，这样才能康复得快啊。

话是这么说，可毕竟往骨头里植入了不是自己的东西……

哎哟，你们好啰嗦。敖医生，我该怎么活动才好？

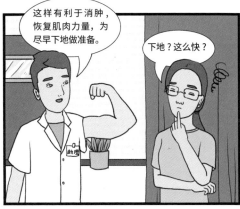

这样有利于消肿，恢复肌肉力量，为尽早下地做准备。

下地？这么快？

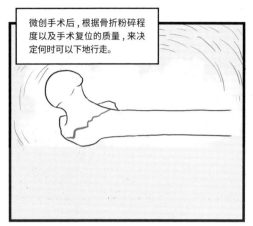

微创手术后，根据骨折粉碎程度以及手术复位的质量，来决定何时可以下地行走。

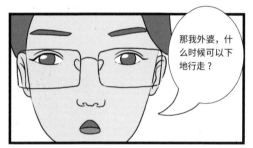

那我外婆，什么时候可以下地行走？

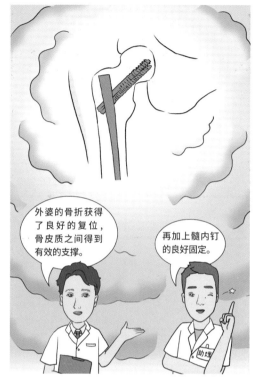

外婆的骨折获得了良好的复位，骨皮质之间得到有效的支撑。

再加上髓内钉的良好固定。

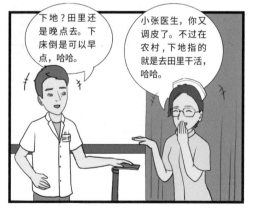

下地？田里还是晚点去。下床倒是可以早点，哈哈。

小张医生，你又调皮了。不过在农村，下地指的就是去田里干活，哈哈。

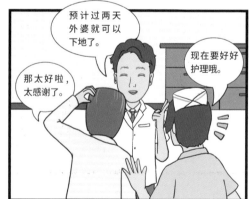

预计过两天外婆就可以下地了。

那太好啦，太感谢了。

现在要好好护理哦。

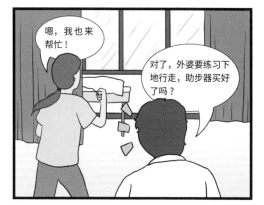

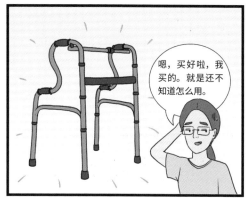

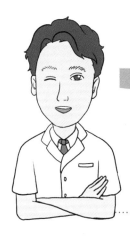

敖医生提醒

　　老年股骨转子间骨折术后，要鼓励老人做功能锻炼，没有受伤的下肢要多活动，受伤的下肢脚踝和脚趾也要多活动。在骨折复位良好，内固定可靠的情况下，患者可以在术后早点下地活动。

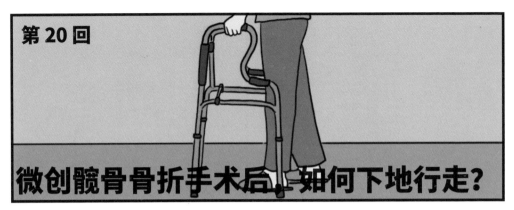

第 20 回

微创髋骨骨折手术后，如何下地行走？

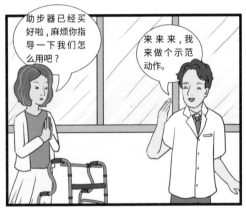

助步器已经买好啦，麻烦你指导一下我们怎么用吧？

来来来，我来做个示范动作。

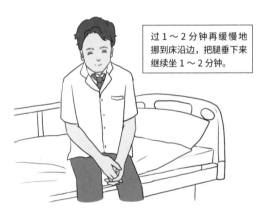

过 1～2 分钟再缓慢地挪到床沿边，把腿垂下来继续坐 1～2 分钟。

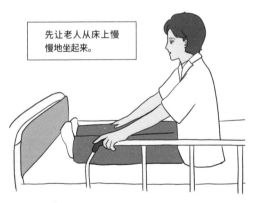

先让老人从床上慢慢地坐起来。

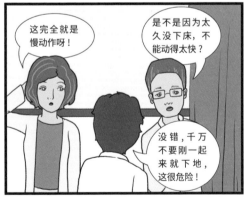

这完全就是慢动作呀！

是不是因为太久没下床，不能动得太快？

没错，千万不要刚一起来就下地，这很危险！

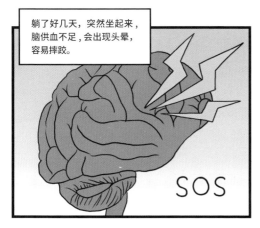

躺了好几天，突然坐起来，脑供血不足，会出现头晕，容易摔跤。

SOS

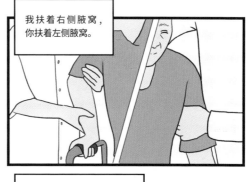

我扶着右侧腋窝，你扶着左侧腋窝。

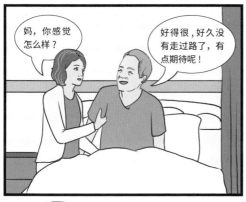

妈，你感觉怎么样？

好得很，好久没有走过路了，有点期待呢！

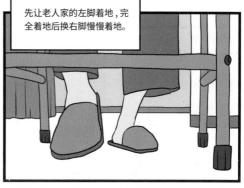

先让老人家的左脚着地，完全着地后换右脚慢慢着地。

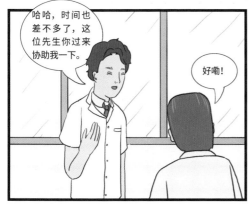

哈哈，时间也差不多了，这位先生你过来协助我一下。

好嘞！

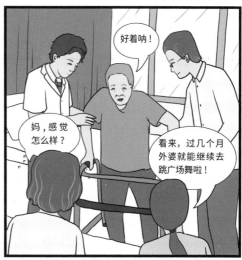

好着呐！

妈，感觉怎么样？

看来，过几个月外婆就能继续去跳广场舞啦！

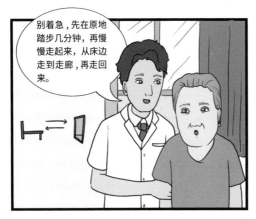

别着急，先在原地踏步几分钟，再慢慢走起来，从床边走到走廊，再走回来。

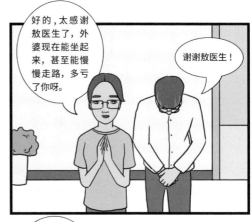

好的，太感谢敖医生了，外婆现在能坐起来，甚至能慢慢走路，多亏了你呀。

谢谢敖医生！

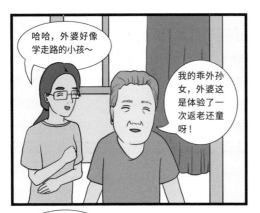

哈哈，外婆好像学走路的小孩～

我的乖外孙女，外婆这是体验了一次返老还童呀！

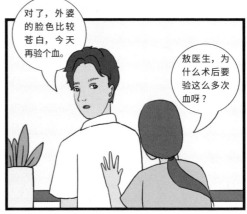

对了，外婆的脸色比较苍白，今天再验个血。

敖医生，为什么术后要验这么多次血呀？

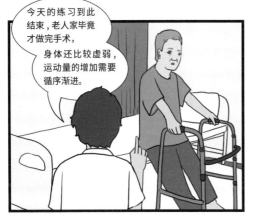

今天的练习到此结束，老人家毕竟才做完手术，身体还比较虚弱，运动量的增加需要循序渐进。

敖医生提醒

　　老年髋部骨折术后下地走路，应循序渐进，从卧床至坐起，移动到床沿，再到逐渐下地，借助助步器行走。切不可心急，如果从卧床状态直接下地行走，容易引发体位性低血压，导致昏厥。

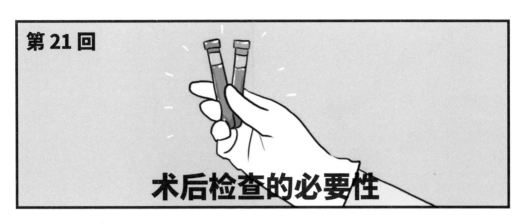

第 21 回

术后检查的必要性

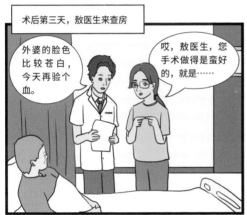

术后第三天，敖医生来查房

外婆的脸色比较苍白，今天再验个血。

哎，敖医生，您手术做得是蛮好的，就是……

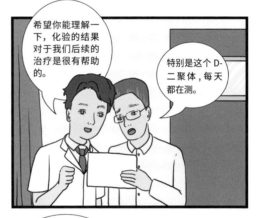

希望你能理解一下，化验的结果对于我们后续的治疗是很有帮助的。

特别是这个D-二聚体，每天都在测。

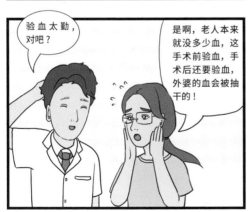

验血太勤，对吧？

是啊，老人本来就没多少血，这手术前验血，手术后还要验血，外婆的血会被抽干的！

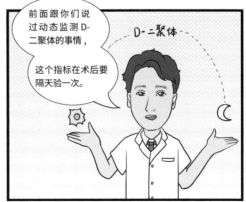

前面跟你们说过动态监测D-二聚体的事情，

这个指标在术后要隔天验一次。

D-二聚体

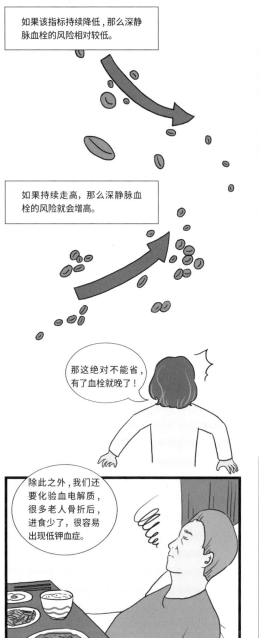

如果该指标持续降低，那么深静脉血栓的风险相对较低。

如果持续走高，那么深静脉血栓的风险就会增高。

那这绝对不能省，有了血栓就晚了！

除此之外，我们还要化验血电解质，很多老人骨折后，进食少了，很容易出现低钾血症。

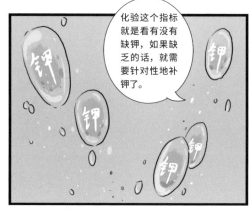

化验这个指标就是看有没有缺钾，如果缺乏的话，就需要针对性地补钾了。

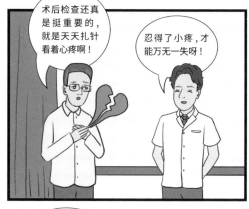

术后检查还真是挺重要的，就是天天扎针看着心疼啊！

忍得了小疼，才能万无一失呀！

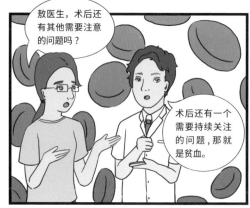

敖医生，术后还有其他需要注意的问题吗？

术后还有一个需要持续关注的问题，那就是贫血。

很多老人手术前就贫血，股骨转子间骨折发生后……

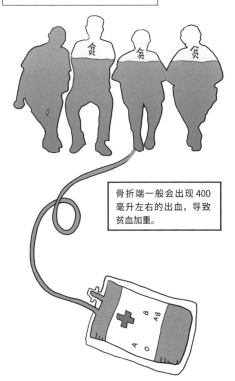

骨折端一般会出现400毫升左右的出血，导致贫血加重。

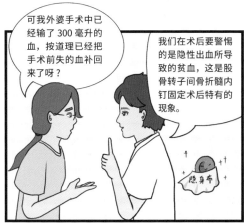

可我外婆手术中已经输了300毫升的血，按道理已经把手术前失的血补回来了呀？

我们在术后要警惕的是隐性出血所导致的贫血，这是股骨转子间骨折髓内钉固定术后特有的现象。

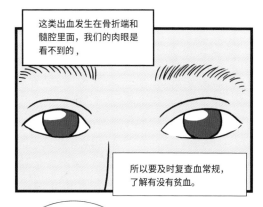

这类出血发生在骨折端和髓腔里面，我们的肉眼是看不到的，

所以要及时复查血常规，了解有没有贫血。

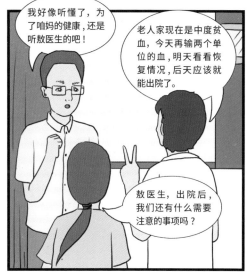

我好像听懂了，为了咱妈的健康，还是听敖医生的吧！

老人家现在是中度贫血，今天再输两个单位的血，明天看看恢复情况，后天应该就能出院了。

敖医生，出院后，我们还有什么需要注意的事项吗？

敖医生提醒

　　对于老年髋关节骨折的患者，手术顺利完成只是过了第一关。后续还需要持续关注患者术后是否有贫血、调节电解质平衡等。术后的检查和检验也是十分必要的。老年股骨转子间骨折的患者，术后往往会出现隐性失血，这种失血非常隐蔽，在住院期间多次抽血检查十分必要。

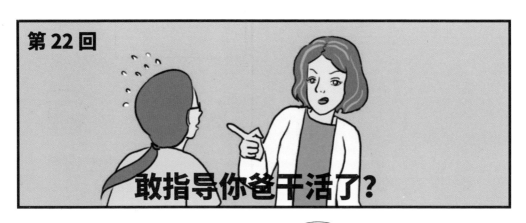

第22回

敢指导你爸干活了?

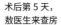

术后第5天，
敖医生来查房

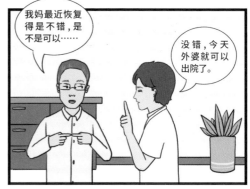

我妈最近恢复得是不错，是不是可以……

没错，今天外婆就可以出院了。

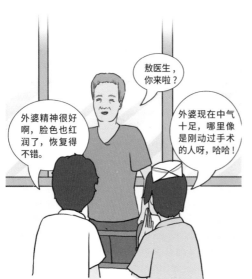

敖医生，你来啦？

外婆精神很好啊，脸色也红润了，恢复得不错。

外婆现在中气十足，哪里像是刚动过手术的人呀，哈哈！

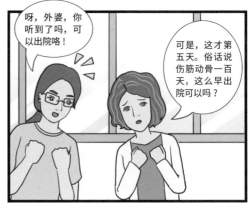

呀，外婆，你听到了吗，可以出院咯！

可是，这才第五天。俗话说伤筋动骨一百天，这么早出院可以吗？

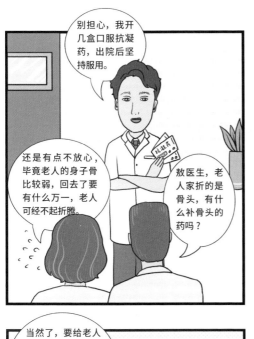

别担心，我开几盒口服抗凝药，出院后坚持服用。

还是有点不放心，毕竟老人的身子骨比较弱，回去了要有什么万一，老人可经不起折腾。

敖医生，老人家折的是骨头，有什么补骨头的药吗？

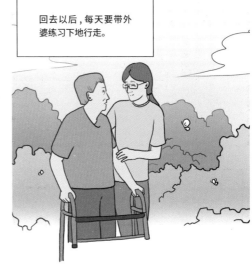

回去以后，每天要带外婆练习下地行走。

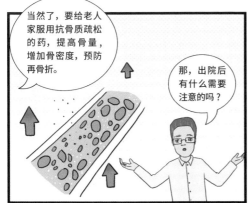

当然了，要给老人家服用抗骨质疏松的药，提高骨量，增加骨密度，预防再骨折。

那，出院后有什么需要注意的吗？

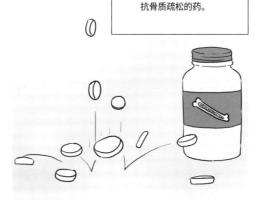

提醒外婆按时服用抗骨质疏松的药。

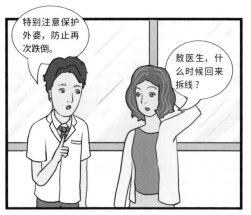

特别注意保护外婆，防止再次跌倒。

敖医生，什么时候回来拆线？

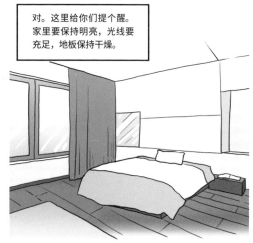

对。这里给你们提个醒。家里要保持明亮，光线要充足，地板保持干燥。

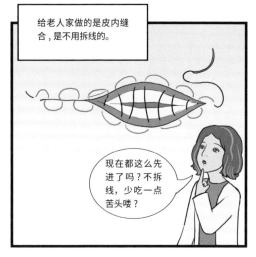

给老人家做的是皮内缝合，是不用拆线的。

现在都这么先进了吗？不拆线，少吃一点苦头喽？

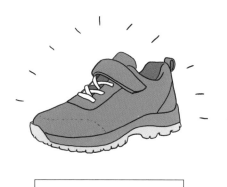

给老人家买的鞋子要防滑。

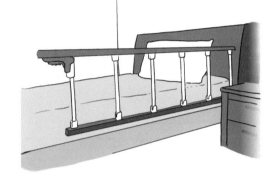

老人床头安装扶手，起床时扶手借力，可以防止跌倒。

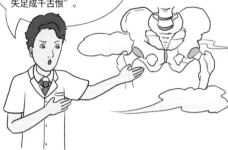

老年髋部骨折十分常见，不要以为离我们很远，稍有不慎就可能让老人"一失足成千古恨"。

亲爱的读者朋友们，你们记下了吗？

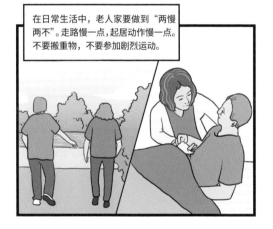

在日常生活中，老人家要做到"两慢两不"。走路慢一点，起居动作慢一点。不要搬重物，不要参加剧烈运动。

敖医生提醒

　　老年髋部骨折手术虽然很成功，但只是万里长征的开始而已，出院后有很多注意事项，包括口服抗凝药物6周、继续抗骨质疏松治疗、加强功能锻炼等，另外还要重视防跌倒。

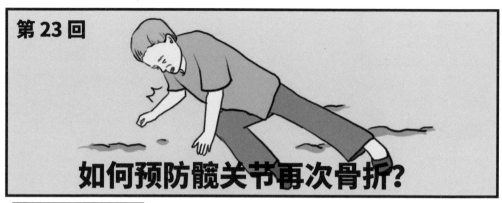

第23回
如何预防髋关节再次骨折？

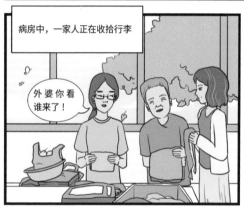

病房中，一家人正在收拾行李

外婆你看谁来了！

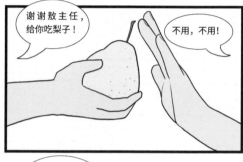

谢谢敖主任，给你吃梨子！

不用，不用！

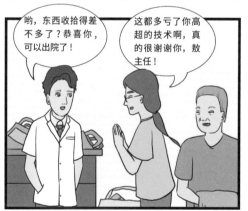

哟，东西收拾得差不多了？恭喜你，可以出院了！

这都多亏了你高超的技术啊，真的很谢谢你，敖主任！

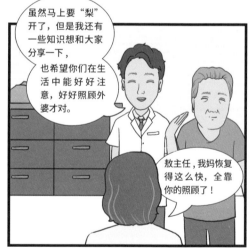

虽然马上要"梨"开了，但是我还有一些知识想和大家分享一下，也希望你们在生活中能好好注意，好好照顾外婆才对。

敖主任，我妈恢复得这么快，全靠你的照顾了！

老年人多发髋部骨折,罪魁祸首是骨质疏松症和跌倒。

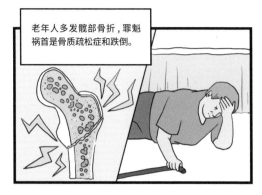

稍有风吹草动,就会导致极其危险的后果。

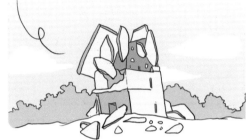

骨质疏松导致骨折更加容易发生,跌倒只是直接诱因。

难道外婆不是摔坏的吗?

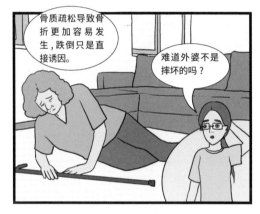

你是说,我外婆这"楼"原本就很危险?

没错。

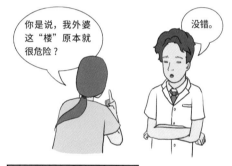

可以这么说,如果一个老人患有骨质疏松症,那么他就像是一幢摇摇欲坠的危楼。

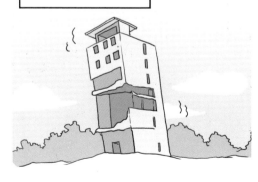

很多老人都是出现髋部骨折才知道存在严重的骨质疏松症。

所以骨质疏松症需要早防早治!

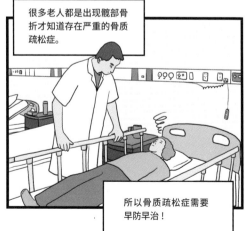

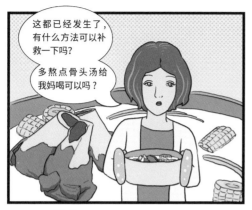

这都已经发生了，有什么方法可以补救一下吗？

多熬点骨头汤给我妈喝可以吗？

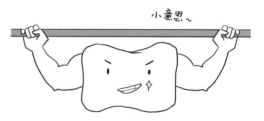

有效提高骨密度，增加骨强度，降低再骨折的发生率。

小意思~

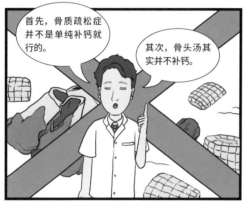

首先，骨质疏松症并不是单纯补钙就行的。

其次，骨头汤其实并不补钙。

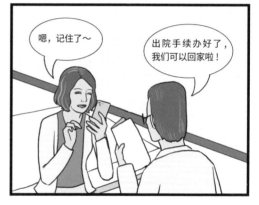

嗯，记住了~

出院手续办好了，我们可以回家啦！

髋部骨折手术后，要根据骨质疏松严重程度，进行规范的抗骨质疏松治疗。

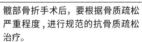

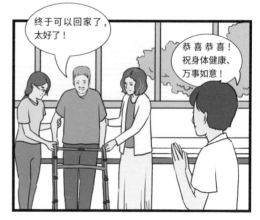

终于可以回家了，太好了！

恭喜恭喜！祝身体健康、万事如意！

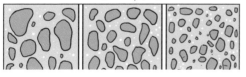

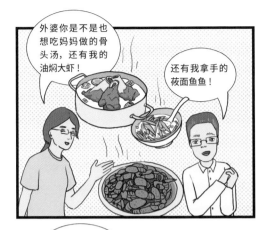

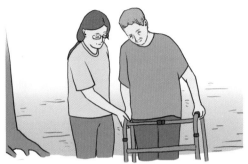

加上规范的抗骨质疏松和康复治疗，才能补上最后的30分，最终获得满意的效果。

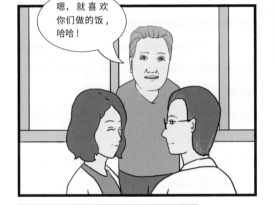

另外，老年人最怕跌倒，所以一定要做好防跌倒的各项措施，双管齐下，才能最大限度地避免老年髋部骨折的发生。

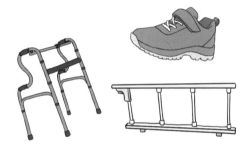

如果把老年髋部骨折整个治疗过程用百分制来说的话，手术做得再完美，也只能得70分。

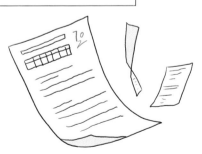

敖医生提醒

　　老年髋部骨折，罪魁祸首就是骨质疏松症。住院期间需要评估骨质疏松症严重程度，并进行抗骨质疏松治疗，出院后要继续进行规范化的抗骨质疏松治疗。只有骨量提高了，骨头变硬了，老人的生活质量才会提高，再次骨折的发生率也会大大降低。

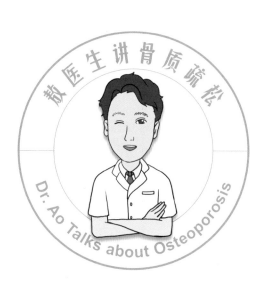